Dr. Peter Smrž

Handbuch der
Injektions-Akupunktur

Mit einer Einführung von Prof. Dr. Hartmut Heine
Institut für Antihomotoxische Medizin
und Grundregulationsforschung
Baden-Baden

Dr. Peter Smrž

Handbuch der Injektions-Akupunktur

Mit einer Einführung von Prof. Dr. Hartmut Heine

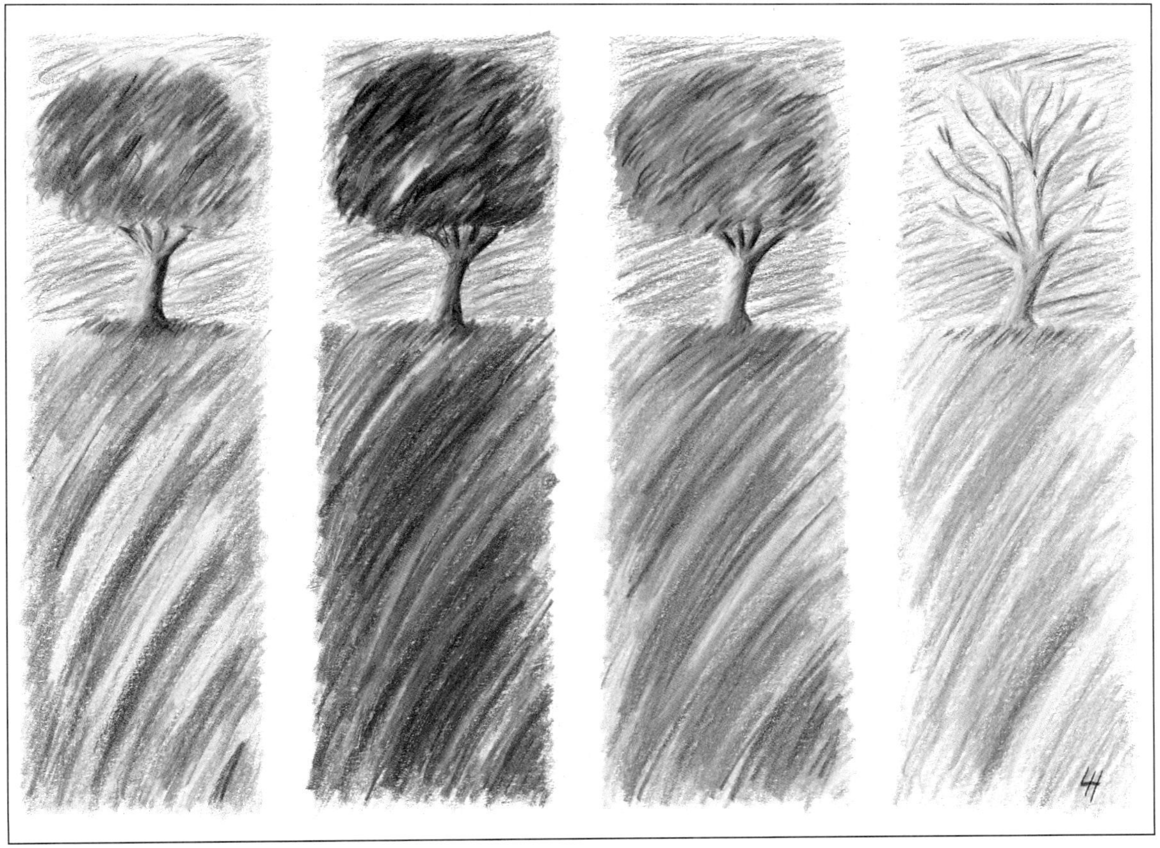

Holzmann
Verlag
Ulm

ISBN 3–930 881–05–5

1. Auflage 1998

Tel. 0731/21407, Fax 0731/2 75 09
Herstellung: Rombach GmbH, Druck- und Verlagshaus, 79115 Freiburg i. Br.
Graphik: Leonie Holzmann

Produktionshaltungsausschluß:
Alle in diesem Buch enthaltenen Angaben, Daten, Ergebnisse und so weiter wurden vom Autor nach bestem Wissen erstellt und von ihm mit größter Sorgfalt überprüft und auch aus eigener Erfahrung so beobachtet. Dies schließt aber nicht inhaltliche Fehler vollständig aus. Die Angaben und Erfahrungen erfolgen ohne jegliche Verpflichtung und Garantie des Autors und des Verlages. Beide üben deshalb keinerlei Verantwortung oder Haftung für etwaige inhaltliche Unrichtigkeiten.

Inhalt

Vorwort

Die antihomotoxische Therapie ist wie die Homöopathie und auch die Akupunktur eine auf Reizen beruhende Stimulations- und Regulationstherapie der biologischen Systeme, welche energetisch offen und daher in der Lage sind, mit ihrer Umgebung Energie und Materie auszutauschen. Die dabei auftretenden Ordnungszustände sind jedoch nicht stabil.

Im Unterschied zu den klassischen abgeschlossenen, sog. Newtonschen Systemen zeigen offene Systeme bei Zufuhr geeigneter Energie, daß diese sich schlagartig über das gesamte System ausbreiten kann. Hierbei kommt es auf autokatalytischem Weg zur Entstehung neuer Strukturen, die sich auch zu höhrer Ordnung weiterentfalten können. Die geeignetste Energieform, einem biologischen System Struktur und Ordnung zu verleihen und zu erhalten, ist Informationszufuhr und -verarbeitung. Aus diesem Grunde hat sich die Kombination einer Akupunkturbehandlung mit der Gabe der indizierten homöopathischen Komplex- und Einzelmittel der antihomotoxischen Medizin bewährt.

Die Homotoxikologie basiert auf den Lehren Dr. Hans-Heinrich Reckewegs, dessen Buch „Homotoxine und Homotoxikosen" mit dem Untertitel „Grundlagen einer Synthese der Medizin" 1955 in erster Auflage erschien. Für Reckeweg waren die Auswirkungen der für Menschen giftigen Stoffe, den Menschengiften (= Homotoxine), auf den Organismus Basis für viele Krankheitserscheinungen (Homotoxikosen). Die von ihm entwickelten Biotherapeutika-Antihomotoxika zielen daher vor allem auf die Stärkung der entgiftenden und ausleitenden Organfunktionen sowie Anregung und Unterstützung körpereigener Reaktionen und Abwehrvorgänge.

Antihomotoxische Arzneimittel werden nach homöopathischem Verfahren hergestellt und nach der Simile-Regel eingesetzt. Aber anders als in der Homöopathie ist in der Homotoxikologie die Entwicklung einer Krankheitssymptomatik wichtig. Die Ablösung einer Krankheitserscheinung durch eine andere Symptomatik gleicher Kranheitsursache nennt Reckeweg Vikariation. Wichtig ist also die Ursachenforschung.

Reckeweg vertrat die Ansicht, jedes Krankheitssymptom sei zunächst ein sinnvoller zielgerichteter Kompensationsvorgang des Körpers, d. h. eine symptomunterdrückende Therapie komme für den biologisch therapierenden Arzt zunächst nicht in Frage. Wichtig seien in der Anamnese die Fragen nach Infekten und deren Behandlungen, Krankheitsanfälligkeiten, Allergien und Therapieschäden.

Die Symptomatik, die der Patient zeigt, wird dann in die 6-Phasen-Tabelle nach Reckeweg eingeordnet, da sich Krankheitssymptome im allgemeinen 6 Phasen zuordnen lassen. Die ersten drei Phasen (humorale Phasen) spielen sich überwiegend außerhalb der Zellen im System der Grundregulation ab. Dies sind die Exkretionsphase, die Inflammationsphase und die Depositionsphase. In diesen Phasen sind die Selbstregulationskräfte des Körpers zumeist noch intakt. Überschreitet die Krankheit den sog. Biologischen Schnitt (Übergang von den humoralen in die zellulären Phasen) folgen die zellulären Phasen: die Depositionsphase, die Degenerationsphase und die Dedifferenzierungsphase. Mit zunehmender Zellschädigung und Zelluntergang verliert der Körper letztlich seine Selbstheilungskräfte.

6 Phasen der Schadstoff-Abwehrreaktion

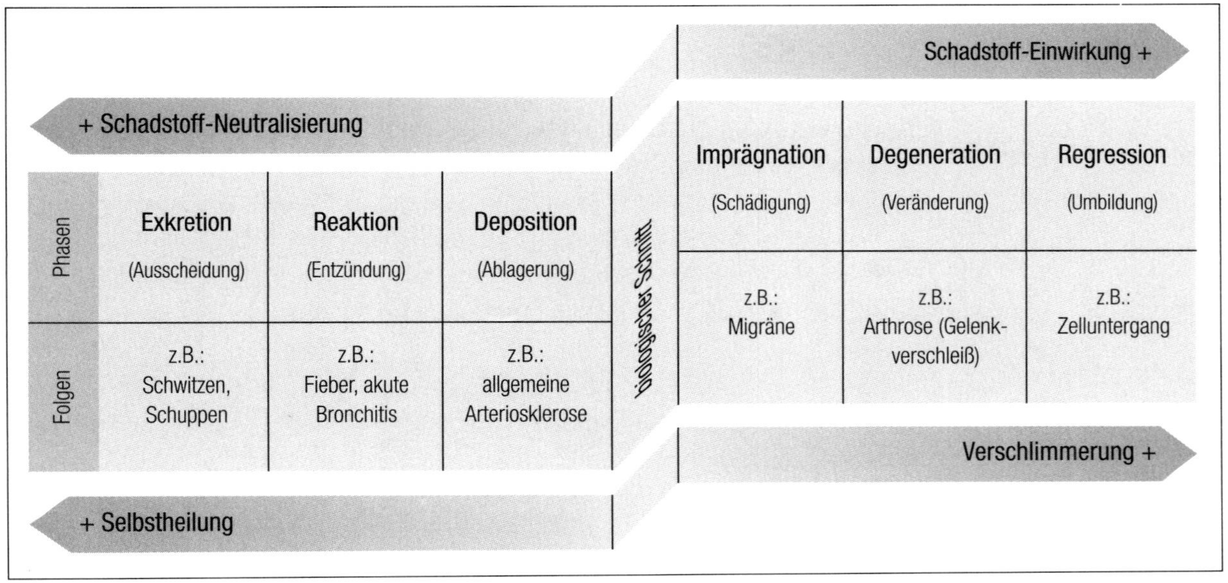

Abb.
6-Phasen-Tabelle der Homotoxikologie nach Reckeweg. Die Verschlimmerung der Erkrankungen nimmt von links nach rechts zu. Gleichzeitig nehmen die körpereigenen Selbstheilungskräfte ab.

Die Injektion des geeigneten Biotherapeutikums in den richtigen Akupunkturpunkt verstärkt sowohl die Wirkung der antihomotoxischen Präparate als auch die dauerhafte Wirksamkeit der Akupunktur.

Der Autor dieses Buches verfügt selbst über jahrzentelange Erfahrungen in beiden Therapierichtungen, so daß die Empfehlungen und Rezepte dieses Buches erfolgreich in der eigenen Praxis angewendet werden können.

K. Küstermann, 13. 10. 97

Einführung

Funktionelle Morphologie der Akupunkturpunkte

Prof. Dr. H. Heine

Die Akupunktur als regulationstherapeutisches Verfahren gehört heute weltweit zum medizinischen Repertoire bei allen Formen von anhaltenden Befindensstörungen, bei Auftreten schmerzhafter Triggerpunkte der Haut als Projektion von Funktionsstörungen innerer Organe und bei Migräne (Übersicht bei Stux, 1988).

Um die Akupunktur regulationsmedizinisch richtig einsetzen zu können, ist die Kenntnis der genauen Lage und der Morphologie der Akupunkturpunkte (APs) unerläßlich. Während die Lage der klassischen Akupunkturpunkte in der traditionellen chinesischen Medizin (TCM) seit der Han-Dynastie (206 bis 24 v. Chr.) bekannt sind, konnte der gewebliche Aufbau der APs erst vor 10 Jahren geklärt werden (Übersicht bei Heine, 1997).

Das Problem bedurfte zunächst einer Begriffsanalyse. Denn das, was im Westen als Punkt bezeichnet wird, bedeutet im Mandarin-Chinesisch Loch (Xue wei). Im eigentlichen Sinne gibt es daher keine APs, sondern Akupunkturlöcher. Gemeint sind damit Perforationen der oberflächlichen Körperfaszie (Fascia corporis superficialis -- Fcs) mit einem in lockeres, wasserreiches Bindegewebe gehüllten Gefäß-Nervenbündel *(Abb. 1)*.

Von den klassischen 361 APs sind 82 Prozent nach diesem Prinzip gestaltet. Dort, wo keine Fcs entwickelt ist, wie im Gesicht, der Kopfhaut und den Akren tritt dieses Prinzip abgewandelt ebenfalls auf: Im Gesicht sind es Knochenkanäle der Gesichtsknochen, durch die jeweils ein derart gestaltetes Gefäß-Nervenbündel zur Haut zieht; am Kopf sind es die Suturen der Schädelknochen, durch die, von der harten Gehirnhaut aus, Gefäß-Nervenbündel in die Kopfhaut ziehen und dort die APs markieren; an den Akren werden die APs durch Vater-Pacinischen Körperchen repräsentiert, die ebenfalls von einem Gefäß-Nervenbündel durchzogen werden. Eine Besonderheit stellen die APs der vorderen und hinteren Mittellinie des Körpers dar (Ren Mai und Du Mai Meridian) *(Abb. 2)*: Ihr jeweiliges Gefäß-Nervenbündel erhält Zuschuß von Spinalnervenästen und Begleitgefäßen beider Körperseiten. Die Du Mai Punkte stellen dabei Perforationen des Ligamentum inter- und supraspinale und der damit verwachsenen Fcs dar. Die Punkte des Ren Mai Meridians werden von einem ebenfalls doppelt gespeisten Gefäß-Nervenbündel im Bereich der Linea alba perforiert. Auf dem Brustbein sind es die Ausläufer der Interkostalnerven und -gefäße beiderseits, die sich in der Mitte zur Bildung kleiner Gefäß-Nervenknäuel treffen (Einzelheiten bei Heine, 1997).

Histophysiologie der Akupunkturpunkte

Über sein Gefäß-Nervenbündel ist ein AP sowohl mit der Haut und damit der Umwelt als auch nach innen mit der Muskulatur, den inneren Organen, dem Rückenmark und dadurch mit den übergeordneten zentralnervösen Zentren und dem Endokrinium verbunden („System der Grundregulation"). Auf diese Weise kommt über die APs eine regulative Verschaltung von Umwelt und Inwelt zustande, wobei jeder AP entsprechend der segmental gegliederten Spinalnerven einem bestimmten Hautbezirk (Dermatom, Head'sche Zone) zuzuordnen ist.

Dafür, daß APs wichtige Organe der Grundregulation darstellen, sprechen weitere morphologische Befunde: Gefäßwände führen in ihrer Adventia den sympathischen Vasomotorenplexus. Im Perforationsareal eines APs, das einem kurzen Faszienkanal vergleichbar ist, ziehen vom jeweiligen begleitenden Spinalnervenast (bzw. Äste) feinere viszero-sensible Zweige, die sich noch weiter aufteilen in die Gefäßwandadventitia. Die Arterienwand wird dabei erheblich reichlicher versorgt als die Venenwand. Auch scheint die Versorgung im Punktbereich höher zu sein als sonst im Körper. Die viszero-sensiblen Axone leiten dabei nicht nur afferent, sondern können efferent Zytokine wie die Substanz P (Schmerzsubstanz) freisetzen, die in der Lage sind, den Sympathikus zu antagonisieren. Dies ist von besonderer Bedeutung, da der Sympathikus an allen Regulationsstörungen, damit auch allen Erkrankungen, beteiligt ist.

Die APs sind somit die am weitesten peripher gelegenen Organe somatoviszeraler Regulation *(Abb. 3)*. Denn im AP müssen sich bei Blutdruckschwankungen Gefäße und Nerven gegenseitig beeinflussen, da die kollagene Umrandung der Faszie nicht nachgibt. Bei physiologischen Schwankungen werden nicht ins Bewußtsein dringende Axonreflexe ausgelöst, wobei der afferente Schenkel einer terminalen Aufzweigung die Erregung direkt rückläufig efferent auf den anderen Zweig umschaltet, der dann zur Regelung u.a. Substanz P und Calcitonin-gene-related-peptide (CGRP) freisetzt *(Abb. 3)*.

Entlang von Axonreflexen größerer Zweige können mehrere hintereinander gelegene APs funktionell verknüpft werden. Die Richtung wird dabei von kinetisch zusammengeschalteten (d.h. stets zusammen aktivierten) Muskeln und ihren Sehnen vorgegeben, wobei die damit verbundene Fcs in ihrer Textur ebenfalls hilft, bestimmte APs hintereinander und nicht nebeneinander zu schalten. Auf diese Weise kommen die aus der TCM bekannten Meridiane zustande.

Das ein Gefäß-Nervenbündel eines AP einhüllende, lockere Bindegewebe ist, wie von der Punktsuche her bekannt, elektrisch stark leitend. Da dieses lockere Bindegewebe, besser als Matrix bezeichnet, mit der Matrix im Gesamtkörper zusammenhängt, ist damit ein weiterer wichtiger globaler Informationsweg gegeben, der stets zusammen mit Nerven und Blutgefäßen geregelt wird („Grundregulation"). Bei krankhaften Erscheinungen wird sich dies auch in Veränderungen der Matrixkomponenten widerspiegeln. Dies macht sich u.a. durch eine veränderte elektrische Leitfähigkeit des AP bemerkbar (Grundlage der EAV).

Beziehungen zur Antihomotoxischen Medizin

Der AP als komplexes Organ der Matrixregulation muß auch therapeutisch komplex angestoßen werden. Dazu eignen sich besonders Antihomotoxika, da sie einen regulierenden Einfluß (u. a. Entzündungshemmung) auf die Matrix und damit die gesamte Grundregulation haben (Heine, 1997 b).

Dies gelingt jedoch nur dann, wenn ein gewisses Maß an Matrixregulation erhalten geblieben ist. Darüber können vor allem Blutwerte, Elektrolyt- und Enzymbestimmungen Auskunft geben. Liegt eine Regulationsstarre vor, d.h., daß sich z.B. nach Provokation die Elektrolyte nicht ändern bzw. kurzfristig hin und her schwanken, dann muß zunächst der Säure-Basen-Haushalt überprüft werden, da sehr wahrscheinlich eine Gewebsazidose vorliegt. Falls diese nicht durchbrochen wird, können alle anderen therapeutischen Bemühungen zunichte gemacht werden (einschließlich Akupunktur). Eine latente Gewebsazidose wird zumeist von einer Darmdysbiose begleitet. Diese muß gleichzeitig mit angegangen werden (z.B. Colon-Hydro-Therapie), wenn eine Injektions-Akupunktur (Homöosiniatrie) mit Antihomotoxika greifen soll (Übersicht bei Heine, 1997 a).

Die Injektions-Akupunktur mit homöopathischen Kombinationsarzneimitteln (Antihomotoxika) stellt eine Bereicherung regulationstherapeutischer Verfahren dar.

Da Akupunkturpunkte Fenster zur Grundregulation (Matrixregulation) darstellen, ist über die Injektions-Akupunktur ein direkter Zugang zum biologischen System Mensch gegeben.

Literatur

Ohne Autorenangabe: AN OUTLINING OF CHINESE ACUPUNCTURE. Edited by: The Academy of Traditional Chinese Medicine. Foreign Languages Press, Peking

Busso E., Busso P. Akupunktur-Fibel. München: Pflaum-Verlag 1994

Heine H. Zur Morphologie der Akupunkturpunkte. Dtsch. Zschr. Akup. 1978; 21:118

Heine H. Lehrbuch der biologischen Medizin. 2. Aufl. Stuttgart: Hippokrates Verlag 1997 a

Heine H. Neurogene Entzündung als Basis chronischer Schmerzen – Beziehungen zur Antihomotoxischen Medizin. Biol. Med. 1997 b; 26: 246-250

Palos St. CONSILIUM ACUPUNCTURAE. München: CEDIP 1988

Stux G. Grundlagen der Akupunktur. 2. Aufl. Berlin: Springer 1988

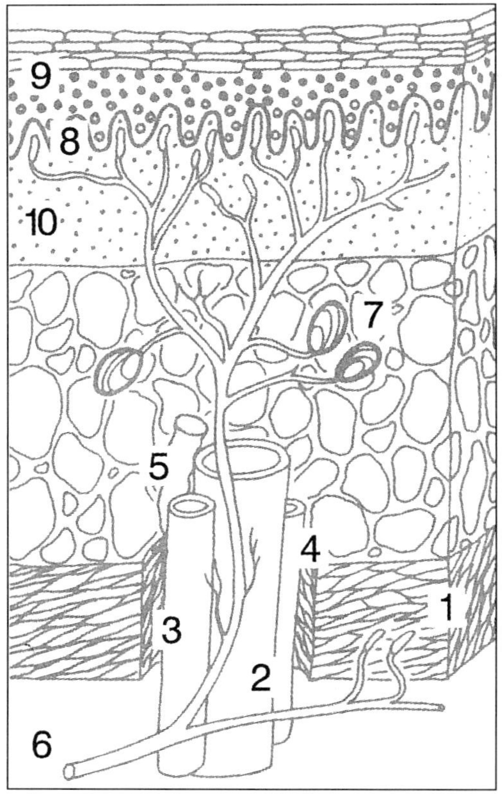

Abb. 1:
Schema eines Akupunkturpunktes. Im Punktbereich wird die oberflächliche Körperfaszie (1) von einem Gefäß-Nervenbündel (2 bis 6) durchstoßen. 2 = große Vene, 3 = kleine Vene,
4 = kleine Arterie, 5 = Lymphgefäß, 6 = Nerv, 7 = Vater-Pacinische Lamellenkörperchen,
8 = Meissnersche Tastkörperchen, 9 = Epidermis, 10 = subepitheliales Bindegewebe.

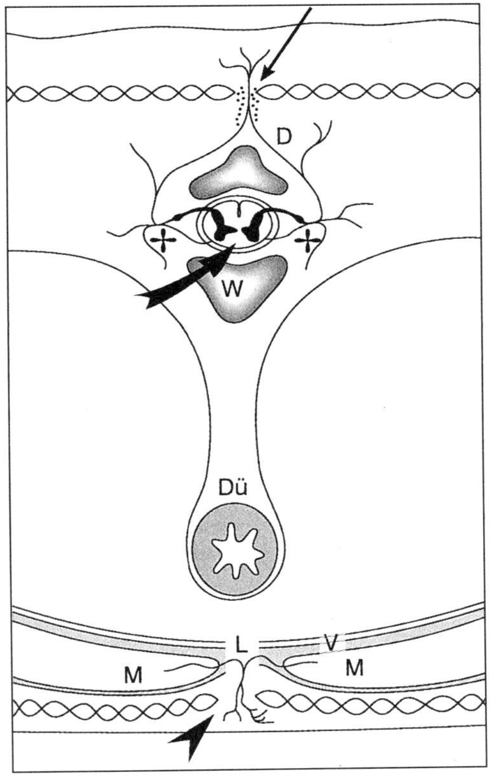

Abb. 2:
Schematischer Schnitt durch den Körper unterhalb des Bauchnabels zur Darstellung der Verhältnisse der Akupunkturpunkte im Bereich des Du Mai Meridians (dorsal (D) gelegene Mittellinie des Körpers) und des Ren Mai Meridians (ventral (V) gelegene Mittellinie des Körpers). Auch hier wird die oberflächliche Körperfaszie im Akupunkturpunkt von einem Gefäß-Nervenbündel durchstoßen (Pfeil, Pfeilkopf); jedoch wird der Nervenanteil im Bündel einzigartig unter allen Akupunkturpunkten von Nervenfasern der Spinalnerven (Sterne) beider Körperseiten gebildet.
F = oberflächliche Körperfaszie
L = Linea alba
M = gerader Bauchwandmuskel (M. rectus abdominis)

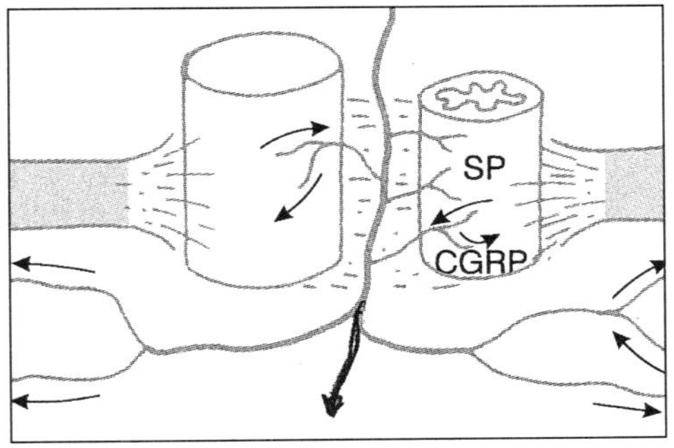

Abb. 3:
Die Faszienperforation ist dunkel dargestellt. Das Gefäß-Nervenbündel ist in lockeres Mesenchym (x) gehüllt. Zwischen Arterie (rechts) und Vene (links) verläuft in der Adventitia der Gefäßwände ein Nerv unter Abgabe von Substanz P (SP)- und CGRP-haltigen terminalen Axonen. Axonreflexe sind durch kurze Pfeile dargestellt. In der subfaszialen Aufzweigung des Nerves (lange Pfeile) treten fortgeleitete Axonreflexe zwischen Mastzellen und SP-ergen terminalen Axonen auf.

(Abb. 1–3 aus Heine, 1997)

Vorbemerkung

Das vorliegende Handbuch ist vom Praktiker für Praktiker gemacht. Es soll helfen, die in der täglichen Praxis anfallenden therapeutischen Aufgaben optimaler zu bewältigen.

Viele Dinge sitzen im Gedächtnis fest, werden für einen aktuellen Fall benötigt, sind jedoch im Moment vielleicht nicht greifbar und nicht immer hat man das passende Lehrbuch zur Hand.

Dieses Handbuch soll keinesfalls ein Lehrbuch ersetzen, es ist vielmehr eine Essenz, eine Erweiterung, bzw. eine zusätzliche, neue Erfahrung. Deswegen stimmen manche Therapievorschläge nicht unbedingt mit der gewohnten Lehrmeinung überein, sie stützen sich jedoch auf eine über zwanzigjährige Erfahrung.

Im Jahre 1892 veröffentlichte Weihe in der Allgemeinen Homöopathischen Zeitung einen Artikel indem er nachweisen konnte, daß die meisten Krankheiten sich mehr oder minderdeutlich und frühzeitig auf die Körperoberfläche projezieren.

In diesem Zusammenhang stellte er 195 Hauptpunkte fest, über die sich erkrankte Organe bzw. Organsysteme positiv beeinflussen lassen.

Von diesen sogenannten Weihe'schen Druckpunkten konnten später 153 Punkte als identisch mit den chinesischen Akupunkturpunkten gefunden werden, ohne daß Weihe zu dieser Zeit von der Akupunktur gewußt hätte.

Es soll sich niemand von der teils vielfältigen Indikation der Akupunktur-Punkte abschrecken lassen.

Ähnlich der Homöopathie hat sich die Akupunktur aus der Erfahrung entwickelt.

Viele konventionelle Therapien haben einen radikalen Umbruch hinnehmen müssen.

Es soll nur an die Ulcus-Entstehung und Therapie erinnert werden. Der Heliobacter hat langjährige Standard-Therapien ins Medizinmuseum verwiesen.

Für jemanden der ganzheitlich therapeutisch arbeiten möchte, wird es unerläßlich sein den Darm und den Säure-Basen-Haushalt in das therapeutische Konzept einzubeziehen. Ebenso dient der Einsatz konstitutionsspezifischer Homöopathika als Wegbereiter für die klinischen symptomatischen Homöopathika.

Unter Konstitution versteht man die ererbte Gesamtheit körperlicher und seelischer Eigenheiten, bildlich gesprochen ist es die Ausrüstung, die uns auf den Lebensweg mitgegeben wird. Leistungsvermögen, Anpassungsfähigkeit, Krankheitsentstehung und Gesunderhaltung werden durch sie bestimmt.

Eine sinnvolle und leichte Erfassung der Konstitution ermöglicht auch für den Nicht-Iris-Diagnostiker die Beurteilung der Augenfarbe.

Blaue Augen: Lymphatische Konstitution

Braune Augen: Hämatogene Konstitution

Mischfarbige Augen: Mischkonstitution

Der forschende, umtriebige Geist stellt immer wieder das Alte in Frage. Das heißt nicht, daß er es verneint, sondern daß er vielmehr auf dem Alten zusätzliche Erfahrungen aufbaut. Ich hoffe, daß insbesondere der Praxisanfänger wertvolle therapeutische Zusatzmöglichkeiten in sein Repertoire einbauen kann, aber auch der alte Hase wird hier vielleicht manch Vergessenes wiederfinden oder Neues in seinen Therapieschatz mit einbringen können.

Absichtlich verzichtet das Handbuch auf unnötigen Wortbalast, denn nach wie vor gilt die goldene Regel: probieren geht über studieren.

So hoffe ich, daß die verehrten Leser hier einige Anregungen finden können und bin selbstverständlich dankbar, wenn mich Ergänzungen, Zusatztips oder Berichtigungen erreichen.

So wünsche ich viel Spaß, Freude und Erfolg bei der Anwendung.

Dr. med. Peter Smrž

Laßt uns halten
am Alten
aber wirken Neues
auf alten Grund
jede Stund

Erklärungen

AP	=	Akupunktur
NT	=	Neuraltherapie
RP	=	Rezept
QF	=	Querfinger
Cun	=	Daumenbreite
ICR	=	Intercostalraum
HA	=	Homaccord
✷	=	Quaddelpunkt
DD	=	Differentialdiagnose
o	=	oral
p	=	parenteral
l	=	lokal

Grundsätzliches:

- ➡ Ernährungsumstellung
- ➡ Bewegung aktivieren
- ➡ Konstitution beachten !

Lymphatische Konstitution	Lymphomyosot Tropfen
Hämatogene Konstitution	Hepeel Tabletten
Mischkonstitution	Galium-Heel Tropfen

Bei der Injektionsakupunktur werden 3 bis 4 Punkte ausgewählt und meist beidseits gespritzt. Die Menge von 0,2–0,5 ml pro Punkt ist ausreichend.

Die antihomotoxischen Präparate müssen individuell für den einzelnen Patienten gewählt werden. Alle Ampullenpräparate lassen sich untereinander mischen und können so als Mischinjektion in die indizierten Akupunkturpunkte gespritzt werden.

Spritzenintervall 2 bis 3 x wöchentlich.

Die Kombination von Nadeln und Injektionsakupunktur ist möglich und sinnvoll.

Alle Punkte können selbstverständlich genadelt werden.

Bei Nadelakupunktur sind meist 10 bis 12 Nadeln ausreichend.

Die Dauer der Nadelung sollte mindestens 30 Minuten betragen.

Kopfschmerz

Mögliche Störfelder:

HWS
Leber + Galle
Darm (Obstipat.) – KS 6, B 25, M 25
Adnexen
Amalgam

AP

3E 5	(an der Sehne zwischen Ulna und Karpalbein)
3E 4*	(2 QF unter 3E5)
KS 6*	(Mittellinie des Unterarmes volar, 3 QF über der größten Handgelenksfalte)
KS 7	(Mitte der größten Handgelenksfalte volar)
G 20	(Mastoid-Halsmitte Hälfte, unter os occip.)
G 14	(1 QF über Augenbrauen mittig)
Le 2	(zwischen Metatarsale I + II)
Extra 1	(zwischen den Augenbrauen)
Di 4	(Dorsal zwischen Metacarp I + II)

Indikation

3E 5	Kopfschmerz, Taubheit, Ohrgeräusch, Erkältung, Fieber, Lähmung der Extremitäten
3E 4	Asthma, Dyspnoe, cerebrale Durchblutungsstörungen, Handgelenksprobleme
KS 6	Arteriosklerose, Angina pectoris, Magenschmerzen, Erbrechen, Schluckauf
KS 7	Anregung der Durchblutung, Probleme im Handgelenk, Epilepsie, Schlaflosigkeit
G 20	Kopfschmerz im Bereich der Schläfen, Erkältung, Schwindel, Bluthochdruck, Genicksteifheit
G 14	Frontalkopfschmerz, Facialis parese, Nachtblindheit, Glaukom.
Le 2	Kopfschmerz der Schädeldecke, Bluthochdruck, Epilepsie, Schlaflosigkeit, Conjunctivitis, Störung der Menstruation, Bettnässen
Extra 1	Generalisierter Kopfschmerz, Schwindel, Erkrankung der Nase
Di 4	Generalisierter Kopfschmerz, Zahnschmerzen, Angina tonsillaris, Heiserkeit, Schnupfen, Augenprobleme, Facialis parese, Hyperhydrosis, Fieber

RP

- o Biobolan (Darmflora)
- o Selenbolan (bei Amalgam)
- o Basebolan (Entsäurerung)
- o OYO Drg. (Vit. B15 zur Prophylaxe 3 x 2 Drg.)
- o/p Spigelon Trf. + Injektion (Kopfschmerz allgemein)
- o Phosetamin Tabl. (Kal., Mag., Calc.)
- o/p Gelsemium-HA Trf. + Injektion (Zervik. Syndrom)
- p Hepar comp. Injektion (Leberentgiftung)
- p Ovarium comp. Injektion (Leberentgiftung)
- p Coenzym comp. Mischinjektion (Zellenergeticum)
- p Ubichinon comp. Mischinjektion (Zellenergeticum)
- o/p Spascupreel Tabl. + Injektion (Entkrampfung, Schmerz)

Kopfschmerzen bei Menses

B 31 (oberstes Sacralloch, innen)
LG 4 (auf Dornfortsatz von L 3)
KG 5 (unter dem Nabel 2/5 der Strecke zur Symphyse)
N 6 (1 QF unter dem Knöchel)

NT

- Dornenkranz
- Injektion an der Schläfe
- Injektion an Nervus supraorbitalis

o = oral, p = parenteral

Dornenkranz

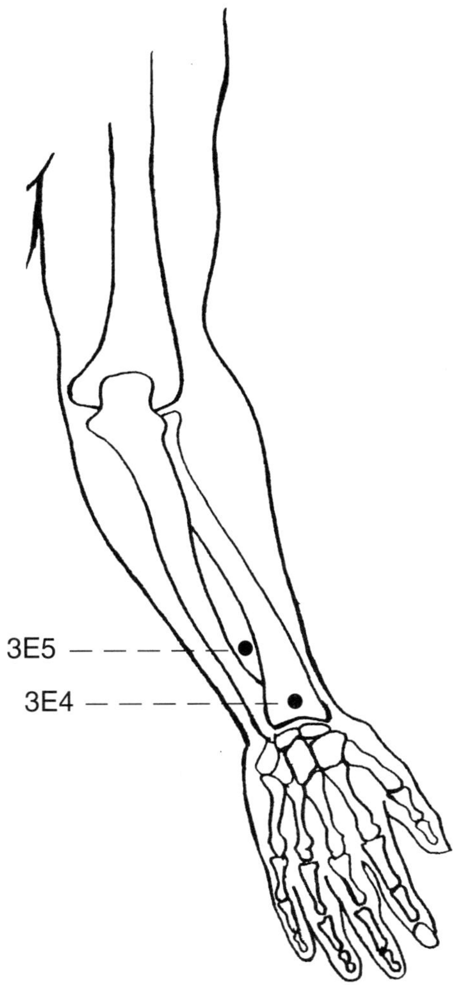

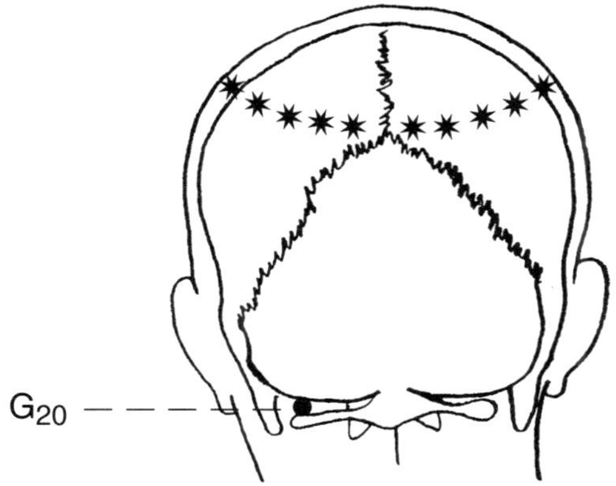

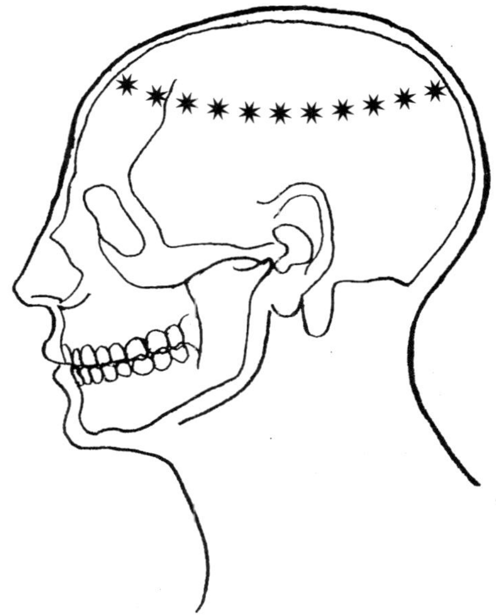

Injektion Suborbital

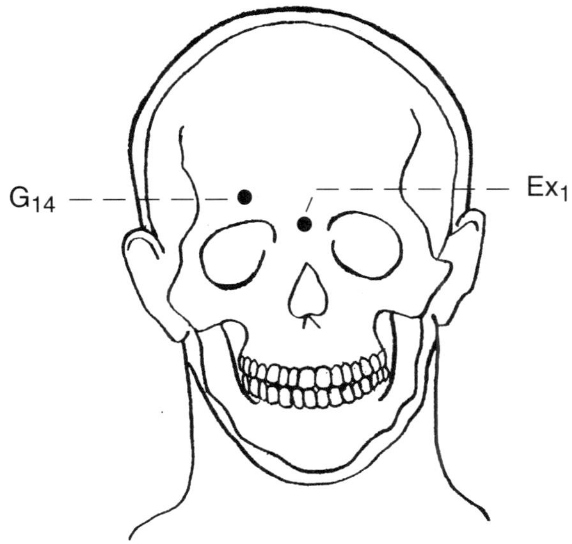

Injektion an der Schläfe

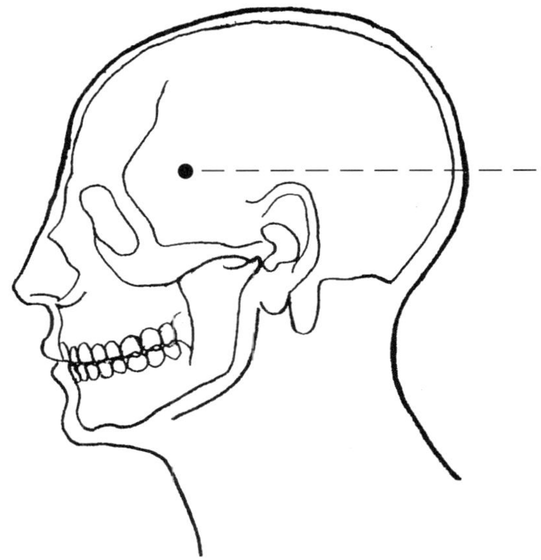

Ergänzung Kopfschmerz

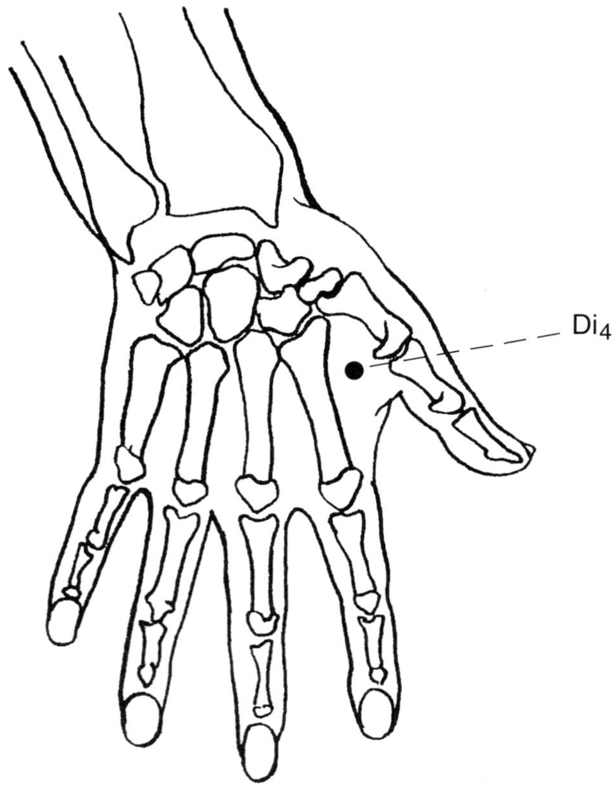

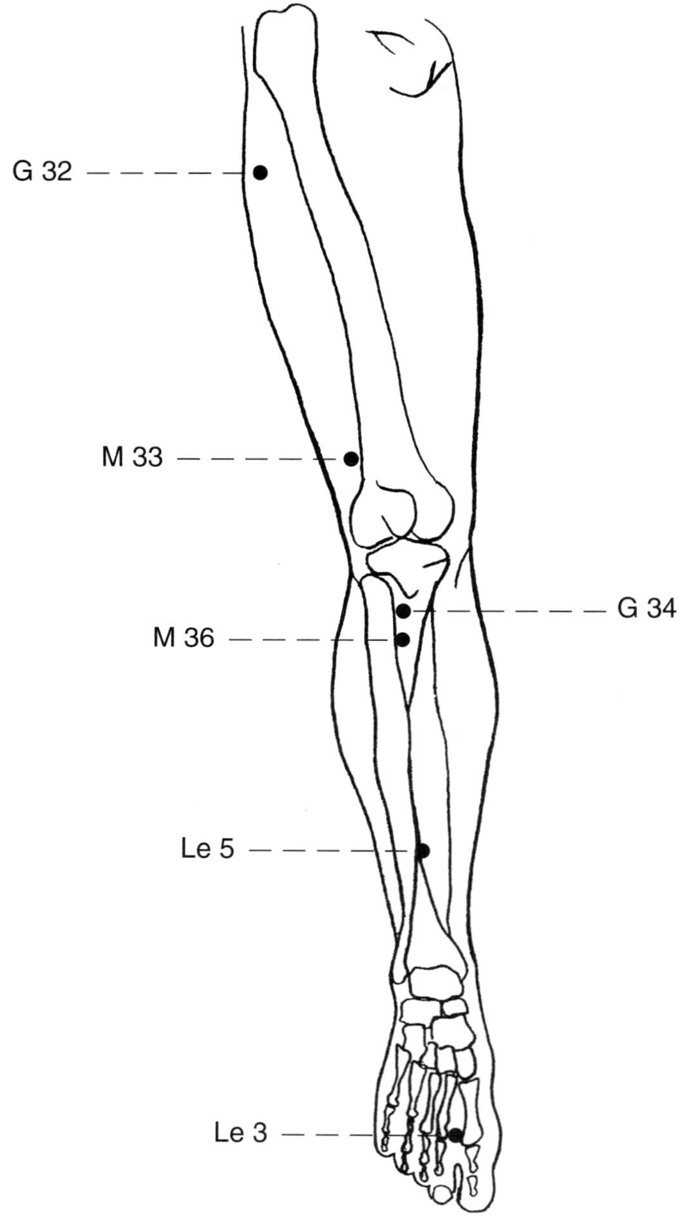

Bronchitis
Asthma
Infektanfälligkeit

AP

bei fieberhafter Ang. tonsil. ➔ Tonsilla comp. Injektion

N 27	(Unterrand des Sterno-Clavicular-Gelenks), Strammonium – Punkt nach Weihe
N 26	(1 QF unter N 27)
B 13	(2 QF neben Mittellinie zwischen TH 3 + 4)
Lu 7	(1 QF proxim. von Radialisköpfchen und der Radialislinie)
Di 4	(Dorsal zwischen Metacarp I + II)
M 15	Allergiepunkt (2 ICR in Mamillarlinie) Achtung Amalgam!

Indikation

M 44	Angina tonsillaris, Kopfschmerz, Magenschmerzen, Zahnschmerzen, Gastroeneritis
N 27	Bronchitis, Keuchhusten, Asthma
N 26	Bronchitis, Keuchhusten, Asthma
Lu 7	Husten, Keuchhusten, Asthma, Pneumonie, Kopfschmerz, Facialisparese
Di 4	Generalisierter Kopfschmerz, Zahnschmerzen, Angina tonsillaris, Heiserkeit, Schnupfen, Augenprobleme, Facialisparese, Hyperhydrosis, Fieber
M 15	Allergie, Asthma, Bronchitis, Schmerzen in der Brust- und Rippenregion
Di 11	Fieber, Bronchitis, Ekzem, Neurodermitis, Tendopathien im Ellbogen- und Schultergelenk
Lu 1	Husten, Dyspnoe, unterstützend bei Lungentuberkulose, Schulterschmerzen, Brustschmerzen
B 40	Schleimhaut- und Hauterkrankung, Ekzeme, Furunkel, Ischias, Gonarthrose
Kg 17	Bronchitis, Bronchialasthma, Thoraxschmerzen, Schluckauf

NT

- Hufeisen-Quaddeln über der Lunge

RP

- o Drosera-Homaccord Trf.
- o Bronchalis-Heel Tabl. (Chron. Bronchitiden)
- o Tartephedreel Trf. (Asthma bronch. – Emphysema pulm)
- o Biobolan (Darmflora)
- o Perasthman akut Kautabletten
- o Tocobolan (Vitamin E + Johannisbeerkernöl)
- o Vitamin C (2–4 Kaps. täglich)
- o Basebolan (Entsäuerung)
- o Unizink
- p Traumeel S Injektion (Entzündungsmittel generale)
- p Echinacea comp. Injektion + Eigenblut
  (Anregung der Abwehr bei Fieber und Entzündungen aller Art)
- p Mucosa comp. Injektion + Eigenblut
  (Anregung der Abwehr bei Schleimhauterkrankungen)
- o Husteel Trf.
- p Nosode z. B. Asthma Nosode, Grippe Nosode als i. m. Injektion
- p Engystol N Injektion (Fiebermittel)
- o/p Lymphomyosot Trf. / Injektion (Entgiftung Lymphdrainage)

o = oral, p = parenteral

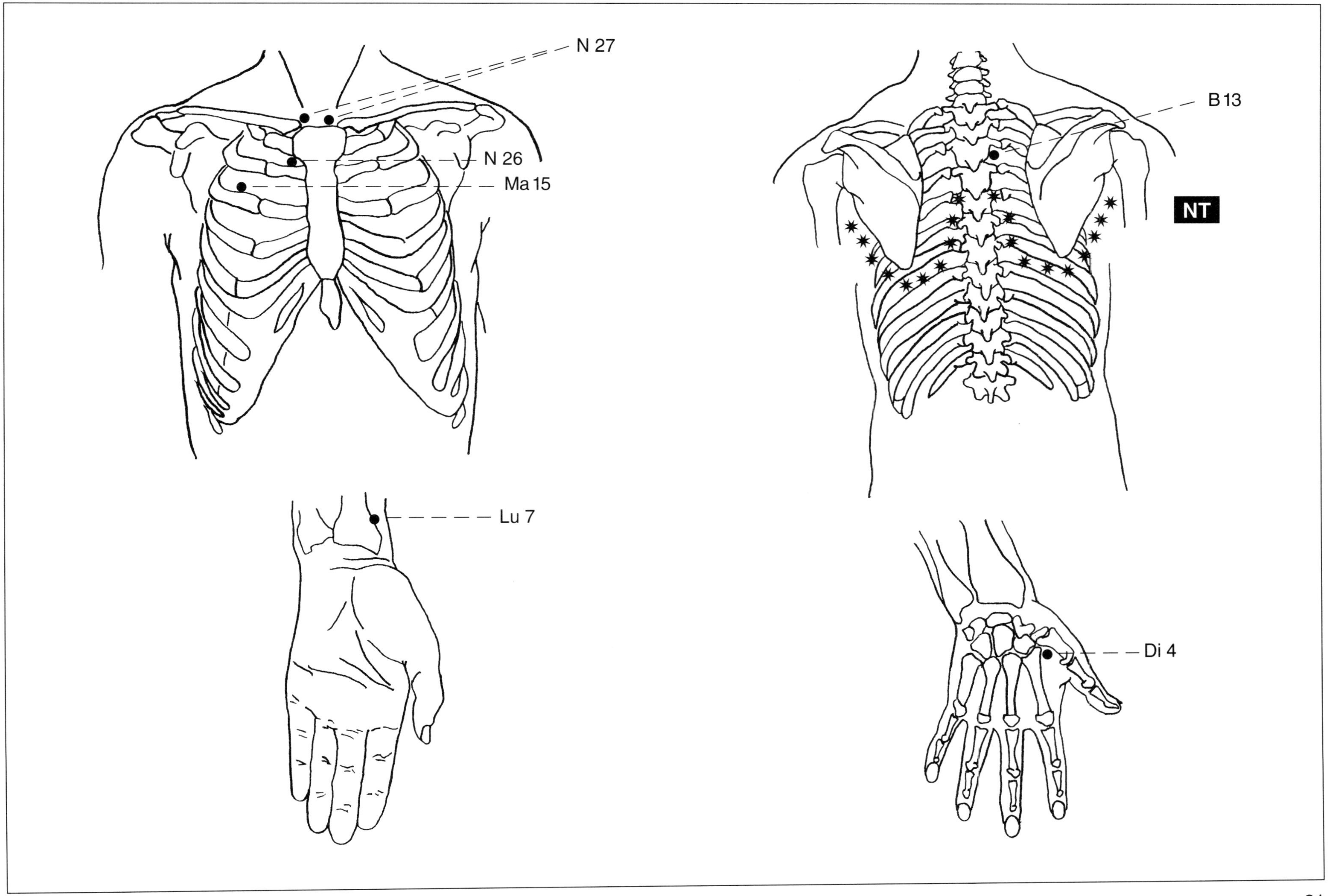
N 27
N 26
Ma 15
B 13
NT
Lu 7
Di 4

Bronchitis

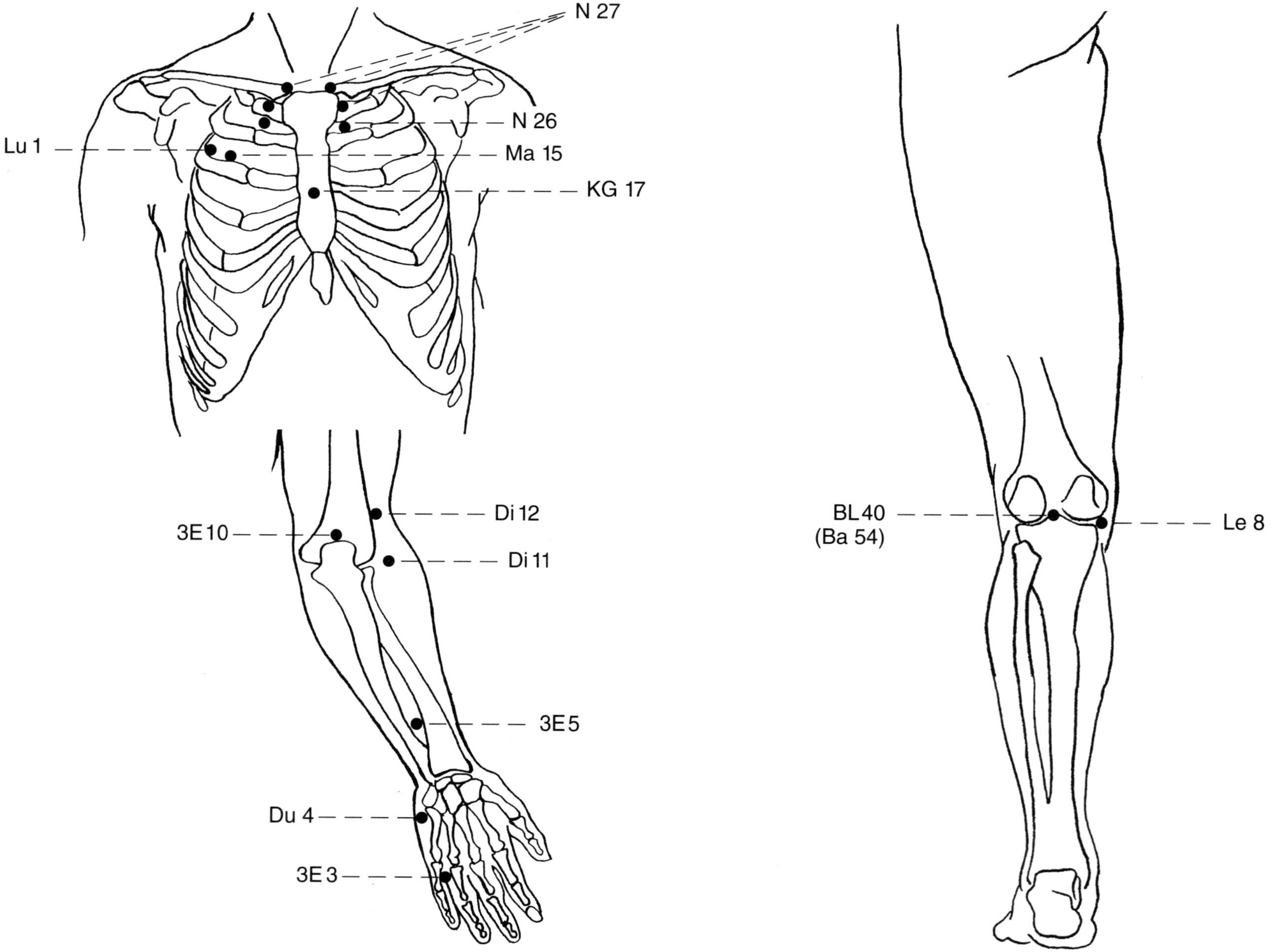

Allergie Entgiftung

AP

Urtikaria, allergisches Ekzem

Dü 3	Ende der Falte am Kleinfingergrundgelenk bei geschlossener Faust
B 40	Mitte der Kniekehle (früher B54)
3E2	auf dem Handrücken 1/2 Querfinger über dem proximalen Winkel der Metakarpalia 4 und 5
G 21	Außenseite des Halses in Höhe des Schildknorpels
Le 13	freies Ende der 11. Rippe
M 45	2 mm lateral vom Nagelwinkel der 2. Zehe

Allergie

Di 4	(Dorsal zwischen Metacarp. I + II)
M 15	(2 JCR in Mamil.-Linie)
Lu 11	(Daumennagel-Winkel med. lat.)
Lu 10	(Metacarp. I Mittel lat.)
Di 17	(Mitte Sternoclaido.)
B 3	(Augenbrauen-Beginn med.)

Indikation

Dü 3	Ausleitung von Toxinen, Gastritis, Bronchitis, Kopfschmerz, nächtliches Schwitzen, Epilepsie, Tinnitus
B 40	Schleimhaut- und Hauterkrankung, Ekzeme, Furunkel, Ischias, Gonarthrose
3E2	Conjunctivitis, Schwerhörigkeit, Heiserkeit
G 21	Schulterschmerzen, Mastitis, Überfunktion der Schilddrüse
Le 13	Durchfall, Gastroenteritis, Schmerz in der Brustregion, Splenomegalie
M 45	Fieberhafte Erkrankungen, Epilepsie
Di 4	Generalisierter Kopfschmerz, Zahnschmerzen, Angina tonsillaris, Heiserkeit, Schnupfen, Augenprobleme, Facialisparese, Hyperhydrosis, Fieber
M 15	Allergie, Asthma, Bronchitis, Schmerzen in der Brust- und Rippenregion
Lu 11	Tonsillitis, Dyspnoe, Fieber, Ohnmacht
Lu 10	Asthma, Brustschmerz, Schulterschmerzen
Di 17	Heiserkeit, Tonsillitis, Schwellung der Halslymphknoten
B 3	Kopfschmerz, Rötung der Augen, Conjunctivitis

RP

- o/p Galium-Heel Trf. / Injektion (Entgiftung)
- o/p Lymphomyosot Trf. / Injektion (Lymphdrain.) } Mischinjektion + Eigenblut i.m.
- o/p Psorinoheel Trf. / Injektion (Umstimmungspräp. chron. Erkr., Leber, Haut) } Mischinjektion + Eigenblut i.m.
- o/p Hepeel Tabl. / Injektion (Leberentgiftung)
- p Apis-HA Inj. (Ödeme, Ekzeme)
- o Alliobolan Kaps. (Entgiftung, Verbesserung der Durchblutung)
- o Biobolan Tabl. (Darmflora)
- o Basebolan Tabl. (Säure-Basen-Regul.)
- p Thyreoidea comp. Inj. (Bindegewebe-Entgiftung)

o = oral, p = parenteral

Allergie

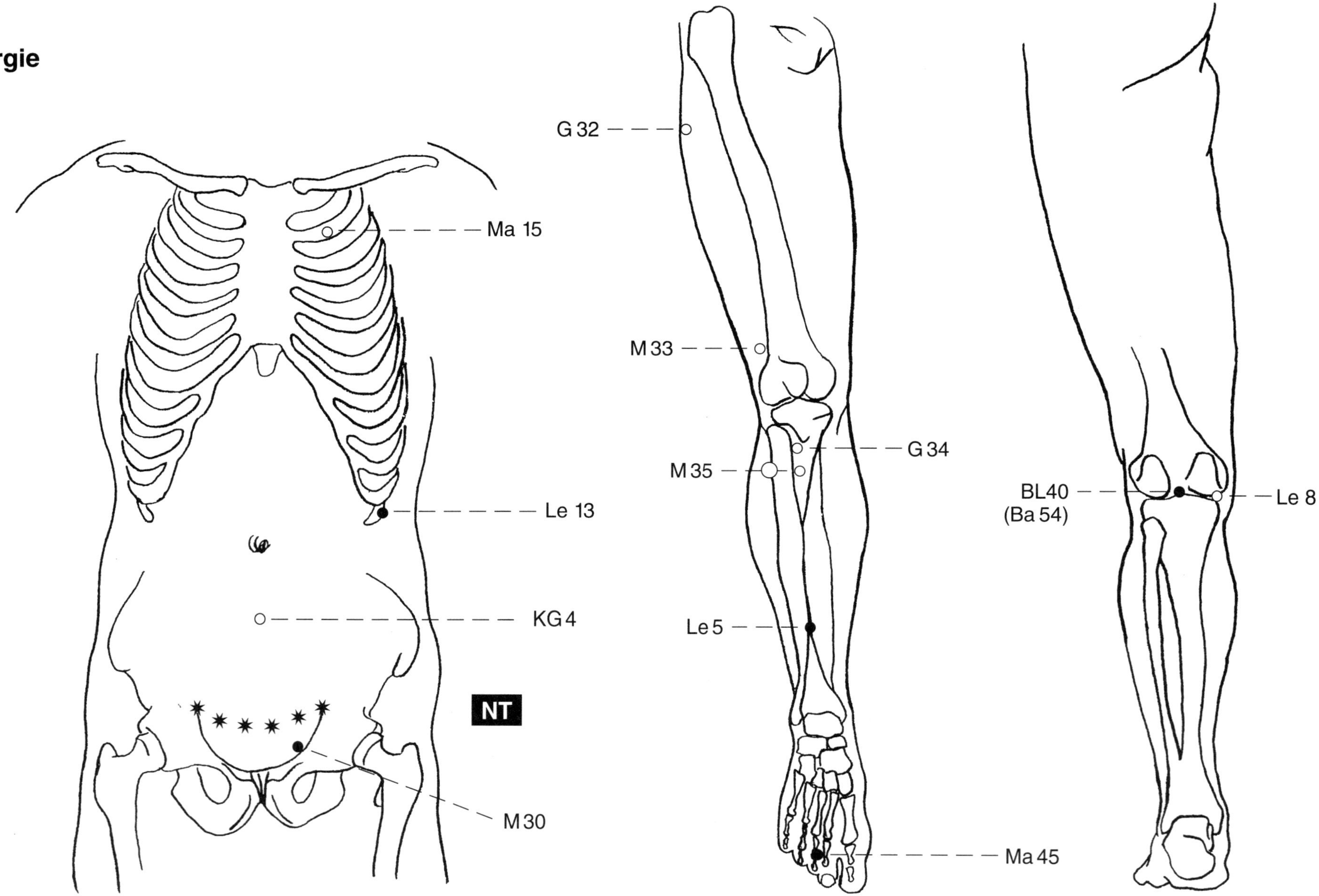

Allergie

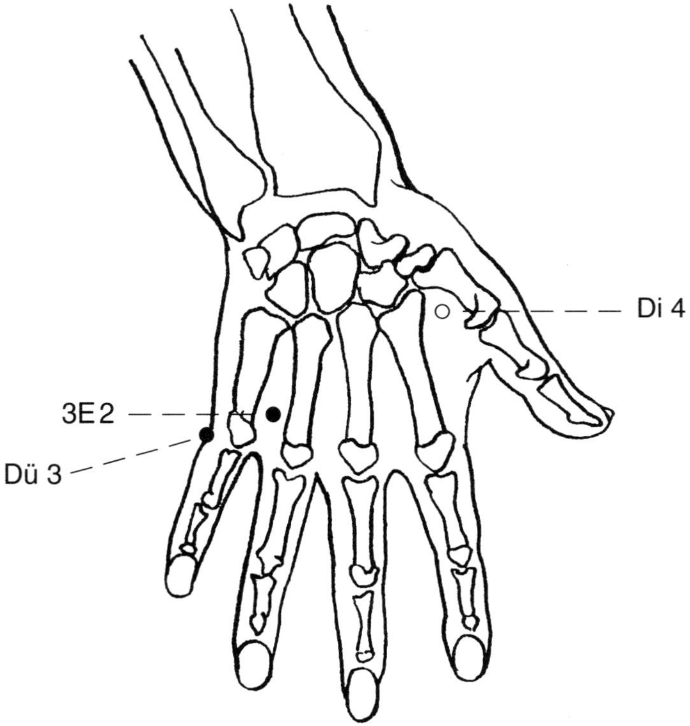

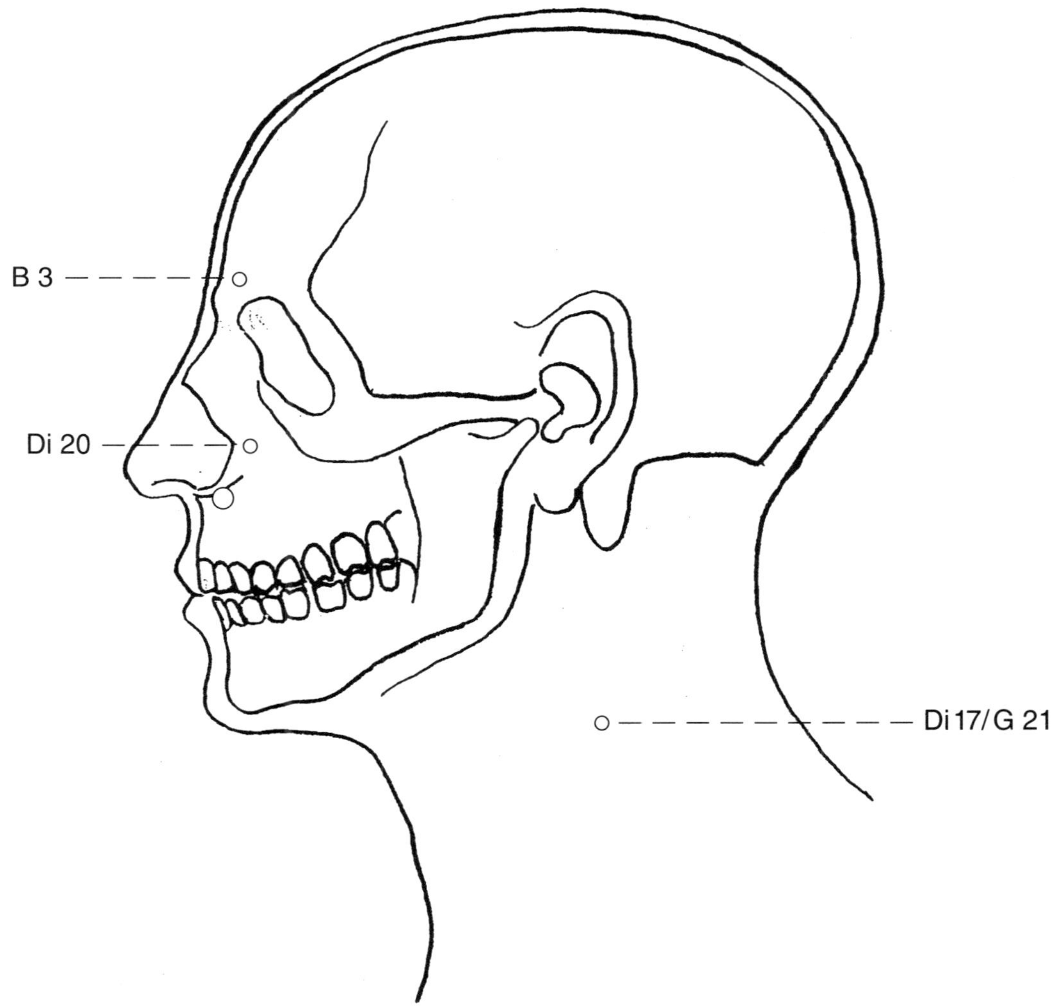

Sinusitiden

Reflektorische Verbindung zwischen:
Stirnhöhlen ➔ Urogenitalsystem (Blasenmeridian)
Kieferhöhle ➔ Magen (Magenmeridian)
Siebbeinhöhlen ➔ Dickdarm (Dickdarmmeridian)
beachten und mitbehandeln!

AP

Ex 1 (Zwischen den Augenbrauen)
Di 4 (dorsal zwischen Metacarpale I+II)
Di 20 (an Nasenflügel und Nasolabialfalte)
(nicht zur Inj. geeignet)

Indikation

Extra 1 Erkrankungen der Nasen- und Nebenhöhlen, Kopfschmerz, Schwindel
Di 4 Generalisierter Kopfschmerz, Zahnschmerzen, Angina tonsillaris, Heiserkeit, Schnupfen, Augenprobleme, Facialisparese, Hyperhydrosis, Fieber
Di 20 Sinusitiden, Rhinitis, Facialisparese

RP

- o Vitamin C (Schleimhautaufbau)
- o Tocobolan (Schleimhautaufbau)
- o Basebolan (Entsäuerung)
- l/p Euphorbium comp Nasenspray / Injektion
- l/o Luffa comp.-Heel Nasenspray / Luffa compositum Heel Tabl.
- p Echinacea comp. Injektion
- p Mucosa comp. Injektion
- p Coenzym comp. (Energeticum) } Mischspritze i.m.
- p Ubichinon comp. (Energeticum) } Mischspritze i.m.
- p Thymusextrakt (Firma Sanolux)
- o Bromelain Pos (Enzyme) (3 x 1 täglich)
- p Sinusitis Nosode + Lymphomyosot + Galium + Traumeel S + Eigenblut — Mischinjektion Entgiftung Blockadenbrecher
- o Biobolan (Darmflora)
- o Superbolan (Schleimhautaufbau)

o = oral, p = parenteral, l = lokal

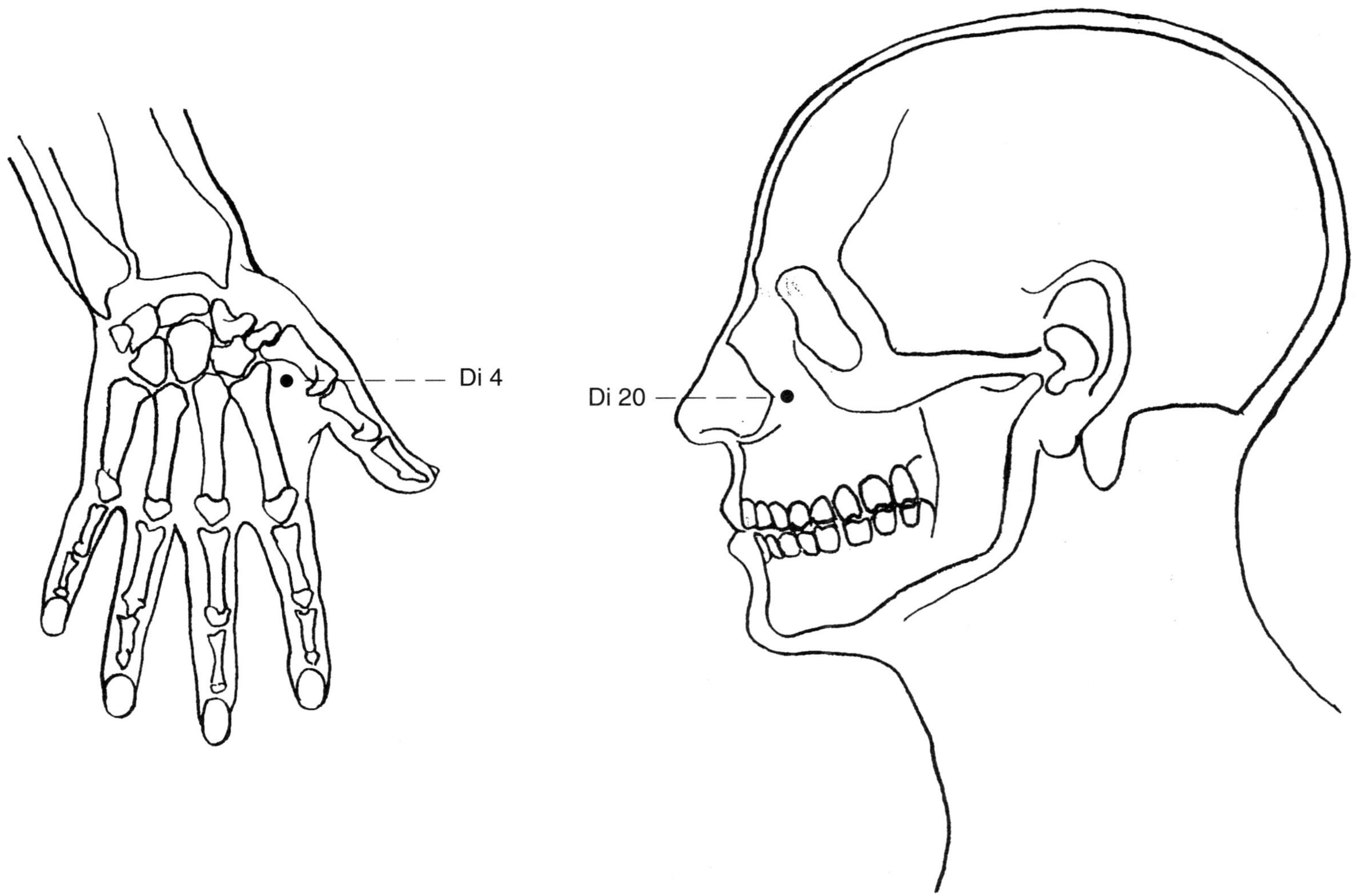
Di 4
Di 20

Herz

Kreislaufschwäche

AP

KS 7 (Mitte der volaren größten Handgelenksfalte)
M 36 (2 QF unter dem Fibulaköpfchen)

Indikation

KS 7 Kreislaufschwäche, Arrhythmie, Angina pectoris
M 36 Erbrechen, Magenschmerz, Enteritis, Allgemeiner Revitalisierungspunkt

RP

- o/p Cralonin Trf. / Inj. (Altersherz, Herzstiche, z. u. Herzinfarkt),
- p Circulo-Injeel (Durchblutungsstörungen)
- o Aletris-Heel Tabl. (Schwäche)
- o Aurumheel N Trf. (Erhöhung der Spannkraft)
- p Tonico-Injeel Amp. (Erschöpfung), Cor comp. (Amp.)
- p Vitamin B12 (Amp.)

Hypertonie

AP

B 15 (2 QF von der Mittellinie zwischen Th5 und Th6)
M 36 (4 QF unter dem Fibulaköpfchen)
KG 15 (unter der Xiphoidspitze)
H 3 (am Rand der Ellbogenfurche)
H 7 (am inneren Rand des Erbsenbeins)

RP

- o/p Cactus comp. S Trf. / Inj. (Koronare Durchblutung)
- o/p Ignatia-HA Trf. / Inj. (Depression)
- o Ypsiloheel Tabl. (veg. Dystonie, Globus hystericus)
- o Aurumheel N Trf.
- p Cor comp. Injektion (Koronare Durchblut., Myocardschwäche, Gastrocardia-Syndrom)
- p Placenta comp. Injektion (Durchblut., Arteriosklerose, Raucherbein)
- p Rauwolfia comp. Injektion
- o Bromelain Pos (3 x 1 täglich)
- o Phosetamin Tabl.
- p Cerebrum comp. Injektion (2 x wöchentlich je 2 im Wechsel)

o = oral, p = parenteral

Nervöses Herz

AP

B 15 Neurasthenie, Unruhe des Herzens, nervöses Herzklopfen
KS 7 (s. o.)
H 7 (s. o.)
M 36 (s. o.)

Indikation

B 15 Neurasthenie, Unruhe des Herzens, nervöses Herzklopfen
M 36 Erbrechen, Magenschmerz, Enteritis, allgemeiner Revitalisierungspunkt
KG 15 Herzklopfen, Wechsel zwischen Tachycardie- und Bradycardie, Angstzustände, Magenschmerz, Erbrechen
H 3 Herzklopfen, Koronarsklerose
H 7 Tachycardie, kalte Hände und Füße

RP

- o/p Melilotus-HA Trf. / Inj. (Hypertonie präapol. Zustände)
- o/p Glonoinum Trf. / Inj. (Tachycardie, pektanginöse Beschwerden)
- p Rauwolfia comp. Inj. (Hypertonie)
- o Alliobolan Kps. (RR, Sklerose)
- o Barijodeel Tabl. (Sklerose)
- p Neuro-Injeel (Psych. Erschöpf., Psychosom. Erkrank.)

o = oral, p = parenteral

Hypotonie

AP

H 9 (2 mm vom daumenseitigen Nagelwinkel des kleinen Fingers)
KS 9 (2 mm vom Nagelwinkel des Mittelfingers auf der Seite des Zeigefingers)
MP 6 (4 QF über dem inneren Knöchel am Rande der Tibia)
M 36 (4 QF unter dem Fibulaköpfchen) (s. o.)

Indikation

H 9 Altersherz, Kreislaufstörungen, Bardycardie
KS 9 Hypertonie, Herzangst, Kreislaufschwäche, Brachialgie
MP 6 Erschöpfung, läßt die arterielle Tension ansteigen, Dysmenorrhoe, Impotenz, Harnverhaltung

RP

- o Aurumheel N Trf.
- p Tonico-Injeel }
- p Circulo-Injeel } Mischspritze i. m.
- p Vitamin B12 Injektion }

Herzinsuffienz

AP

LG 25 (Nasenspitze) ➜ nicht spritzen!
H 5 (1 QF proximal von H7)
Ma 36 (s. o.)

Indikation

Lg 25 Probleme der Nase, Nasenbluten, Abszesse, Rhinitis
H 5 Ödeme, Herzschwäche, Kollaps, Herzangst, Erschöpfung, Hypertonie, Kopfschmerz

RP

- o Crataegus-Heel (Weißdorn-Präp. NYHA I + II)
- p Apis-HA
- o Carnebolan Trinkampullen (Energetikum)
- o Superbolan Trinkampullen (Aminosäuren)
- o Royalbolan Trinkampullen (Energetikum)
- o Tocobolan Kapseln (Vitamin E + Johannisbeerkernöl)
- o Magnebolan Tabletten (Magnesium)
- o Selenbolan Tabletten (Selen, Antioxydans)
- p Cralonin Injektion (Altersherz)
- p Cactus comp. Injektion (pectanginöse Beschwerden)
- p Cor comp. Injektion (Myocard Energeticum)

o = oral, p = parenteral

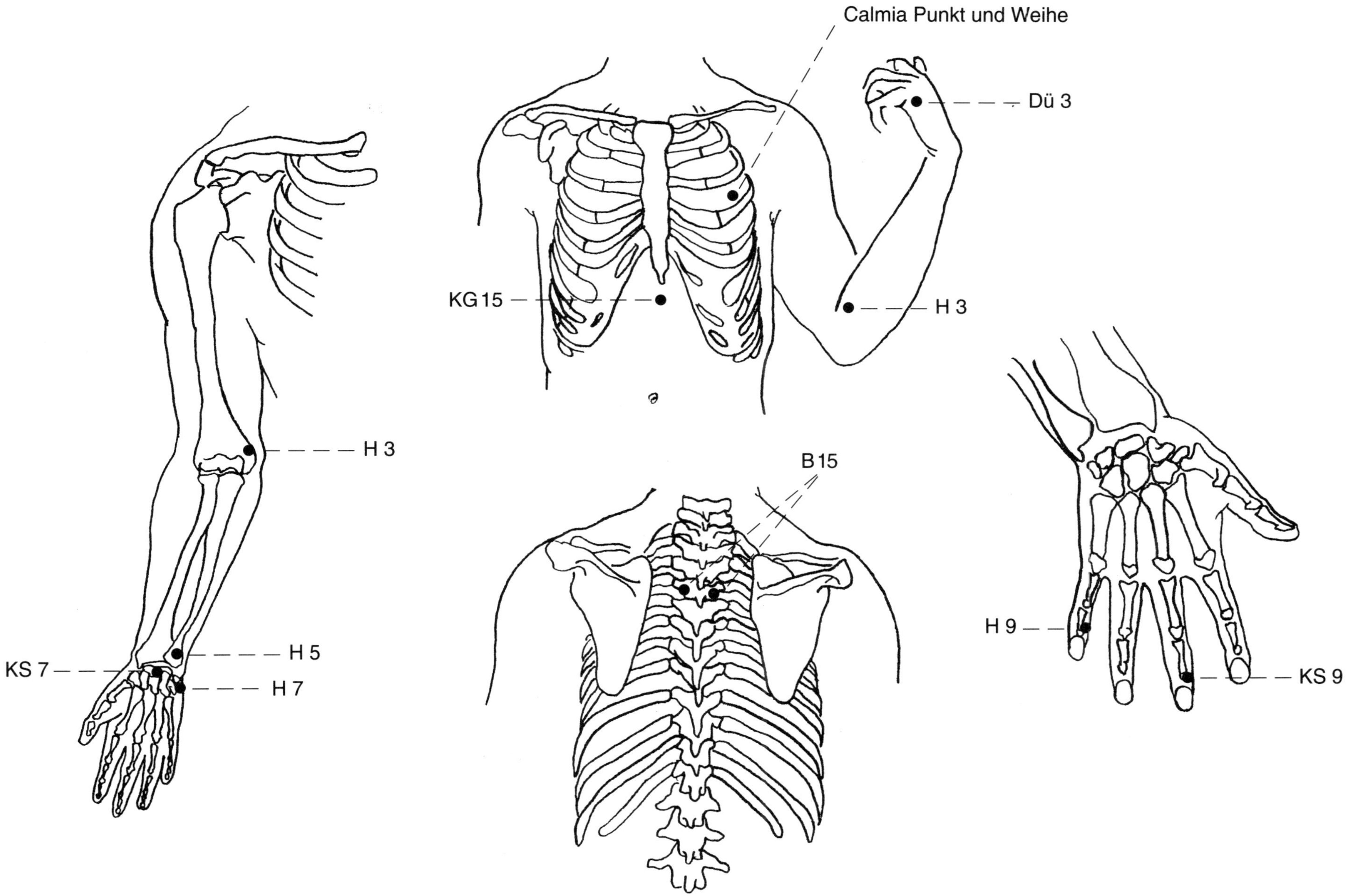
Calmia Punkt und Weihe
Dü 3
KG 15
H 3
H 3
B 15
KS 7
H 5
H 7
H 9
KS 9

Magen Darm

→ Darmflora beachten!
→ Stuhlregulierung!

AP

Alle Magen-Dam-Erkrankungen

B 21	(2 QF neben der Mittellinie zwischen TH 12 und L1)
KG 12	(Mitte zwischen Xiphoid und Nabel) S. 16
M 36	(4 QF unter dem Fibulaköpfchen) S. 17

Colitis, Enteritis

MP 4	(innerer Fußrand zwischen Metatarsale 1 und Os cuneiforme) S. 23
Le 8	(mediales Ende der Kniegelenksfalte, hintere innere Seite des Kniegelenksspaltes) S. 17
KG 4	(ü. der Symphyse, 2/5 der Strecke z. Nabel) S. 21
Dü 3	(laterales Ende der Falte am Kleinfingergrundgelenk bei geschlossener Faust) S. 12
Di 4	(im Winkel von Daumen und Zeigefinger) S. 9

Indikation

B 21	Magenschmerzen, Magengeschwür, Dyspepsie, Diarrhoe
Kg 12	Gastralgie, Erbrechen, Dyspepsie, Dysenterie
M 36	Erbrechen, Magenschmerz, Enteritis, allgemeiner Revitalisierungspunkt
MP 4	Gastralgie, Dyspepsie, Erbrechen, Durchfall

NT

- Quaddeln am Solar plexus
- Quaddeln HWS + LWS = Umstimmung

RP

●	o	Basebolan Tabl. (Entsäuerung)
●	o	Ullus Magentee
●	p	Atropinum comp. Injektion (Schmerz)
●	p	Mucosa comp. Injektion (Pankreasbeteil. Meteorismus)
●	p	Hepar comp. Injektion (Leberentgiftung)
●	p	Ceanothus-HA Injektion (Pankreopathie)
●	o	Biobolan Tabl. (Darmflora)
●	o	Superbolan Trinkampullen (Schleimhautaufbau)
●	o	Bromelain (3 x 1 täglich)
●	o	Phosetamin
●	o/p	Nux vomica-HA Trf. / Inj. (Basismittel für Magen, Darm, Leber, verbessert Alkoholentgift.)
●	o/p	Spascupreel Tabl. / Inj (Koliken)
●	p	Podophyllum comp. Inj. (Colitis)
●	o/p	Veratrum-HA Trf. / Inj. (Schwäche, Gastroenter.)

o = oral, p = parenteral

Magen

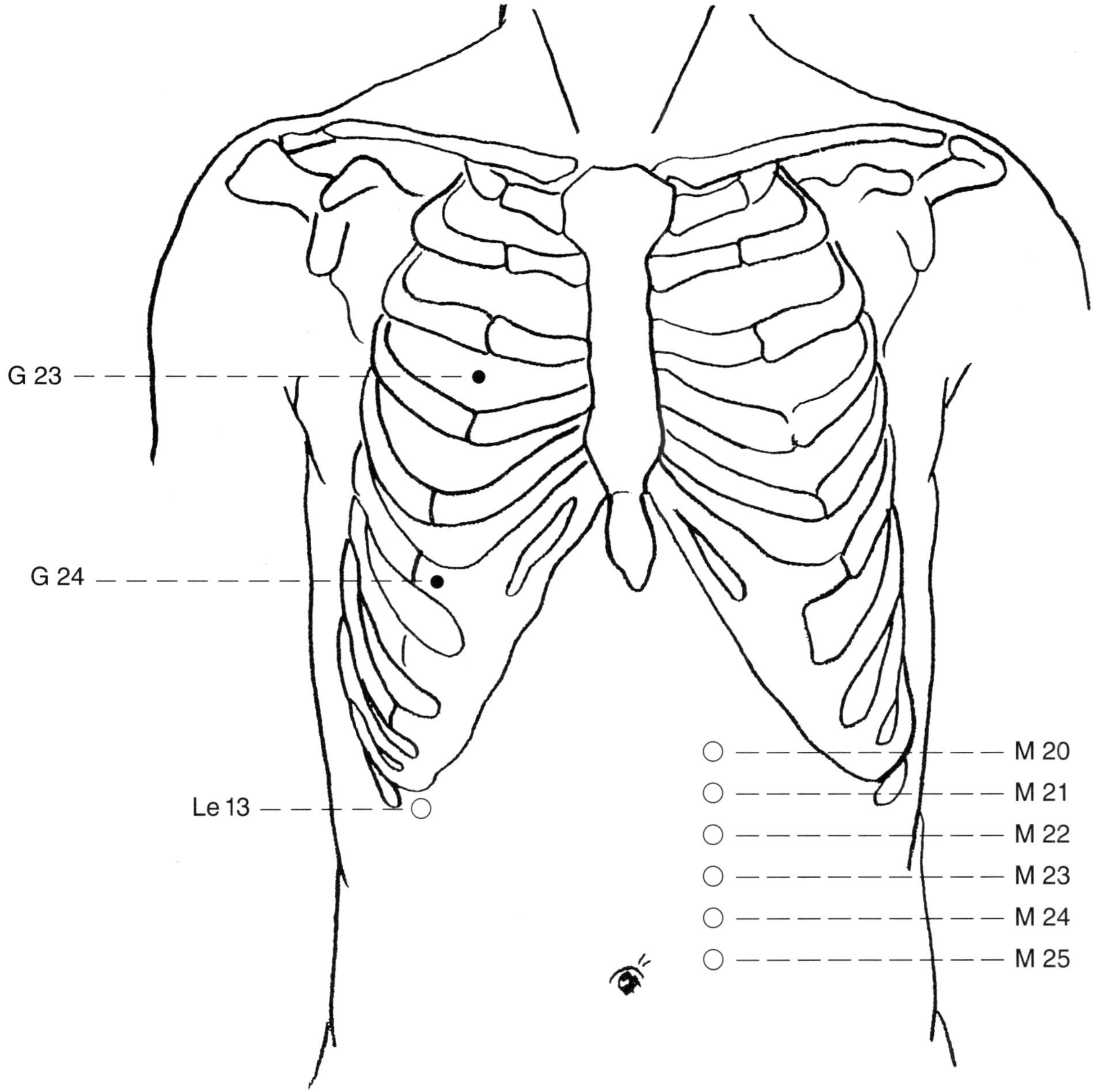

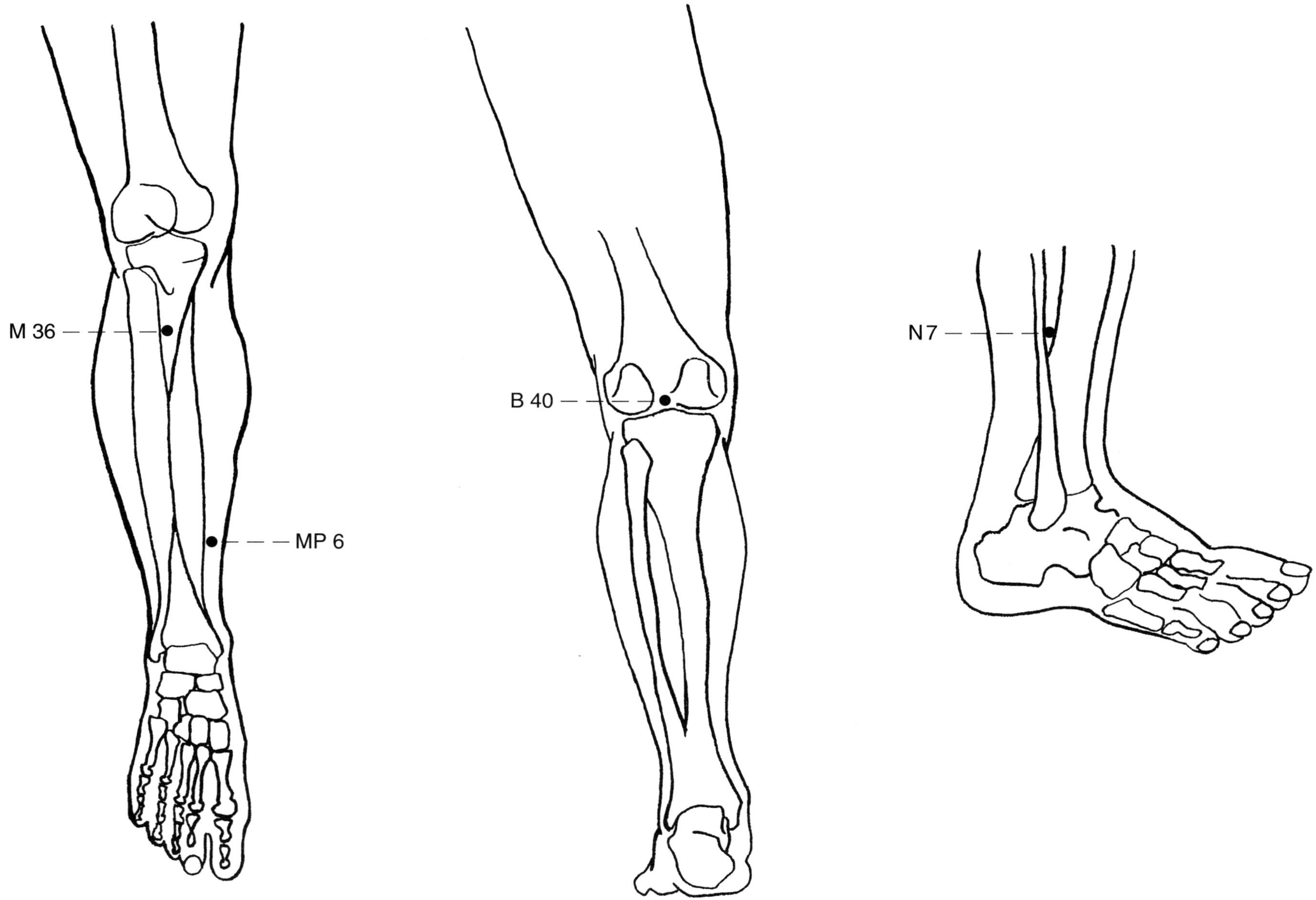
M 36
MP 6
B 40
N 7

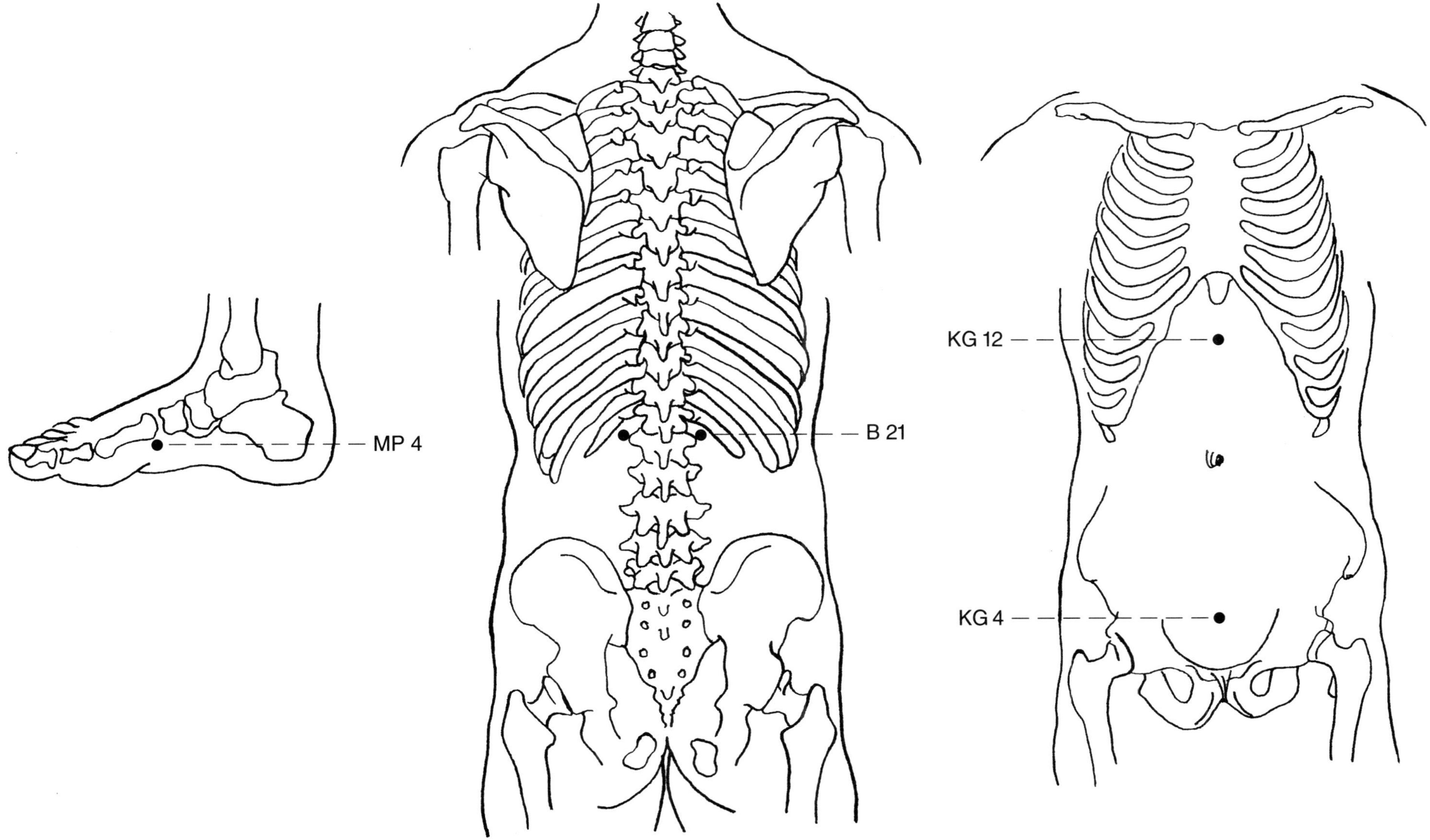

MP 4
B 21
KG 12
KG 4

Leber
Galle

➜ Darmflora beachten!
➜ Candidose des Darms ausschließen!
➜ Stuhlregulierung!

AP

Le 13	(unter der 11. Rippe)
Le 8	(mediales Ende der Kniegelenksfalte)
M 25	(2 QF lateral des Nabels)
G 23	(4. Intercostalraum in der vorderen Axillarlinie, Chelidonium Punkt)
G 24	(7. Intercostalraum in der vorderen Axillarlinie)
Le 14	(Mamillarlinie unter der Brustw., 6–7 JCR)
B 18	(Zwischen den Querforts. 9 +10 BWK)
B 20	(Zwischen den Querforts. 11+12 BWK)

Indikation

Le 13	Schmerzen unter dem Rippenbogen, Diarrhoe, Splenomegalie, Cholecystitis, Lebercirrhose, Erschöpfung
Le 14	Hepatitis, Pleuritis, Gallenkolik
Le 8	Meteorismus, Infektion des Urogenitalsystems, Impotenz, Probleme im Bereich der Kniegelenke
M 25	Akute und chronische Gastroenteritis, Diarrhoe, Gallenabflußstörungen
G 23	Störung der Gallenblasensektretion, Erbrechen, Übersäuerung des Magens, Asthma
G 24	Hepatitis, Cholecystitis, Gastralgie, Schluckauf
E 18	Hepatitis, Cholecystitis, Rückenschmerz, Chronische Augenerkrankungen
B 20	Hepatitis, Magenschmerz, Magengeschwür, Ödeme, Diarrhoe
KG 4	Durchfall, Impotenz, Stabilisierung des Sexual- und Hormonhaushaltes
Dü 3	Ausleitung von Toxinen, Gastritis, Bronchitis, Kopfschmerz, Nächtliches Schwitzen, Epilepsie, Tinnitus
Di 4	Generalisierter Kopfschmerz, Zahnschmerzen, Angina tonsillaris, Heiserkeit, Schnupfen, Augenprobleme, Facialisparese, Hyperhydrosis, Fieber
MA	20, 21, 22, 23, 24, 25 Chronische und akute Gastritis, Erbrechen

NT

- Quaddeln entlang des Rippenbogens
- Supraorbital-Kopfschmerz ➜ Quaddeln über dem Auge

RP

- o/p Hepeel Tabletten / Injektion
- o/p Chelidonium-HA Trf. / Injektion (Choleretikum, Leberparenchymschutz)
- p Hepar comp. Injektion (Regulans für Leberfunktion)
- o/p Alliobolan Kaps. (Darm-Entgiftung)
- o Superbolan Trinkampullen (Leber-Entgiftung über schwefelhaltige Aminosäuren)
- o Oxybolan Hydrolysat (Leber-Entgiftung)
- o Selenbolan Tabletten (Antioxydans)
- p Coenzym comp. Injektion Mischinjektion (Energeticum)
- o Ubichinon comp. Injektion Mischinjektion (Energeticum)
- p Vitamin B12 Inj.
- p Galium-Heel Injektion (chron. Prozesse, Präcancerose)
- p Leptandra comp. Injektion (Pankreas)
- o Phosetamin Tabl. (Kal., Mag., Calc.)
- p Injeel-Chol (Leber + Galle)

o = oral, p = parenteral

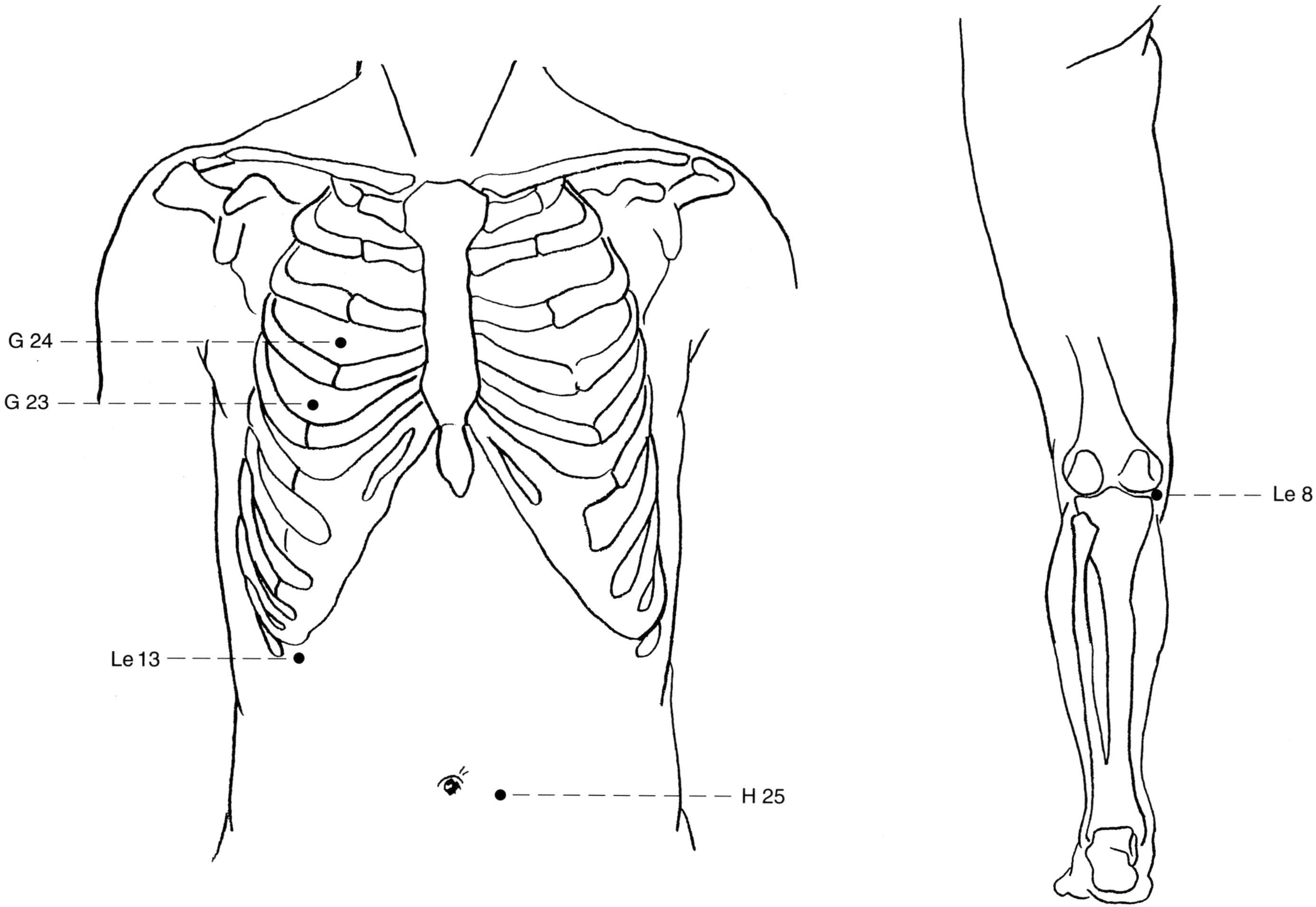
G 24
G 23
Le 13
H 25
Le 8

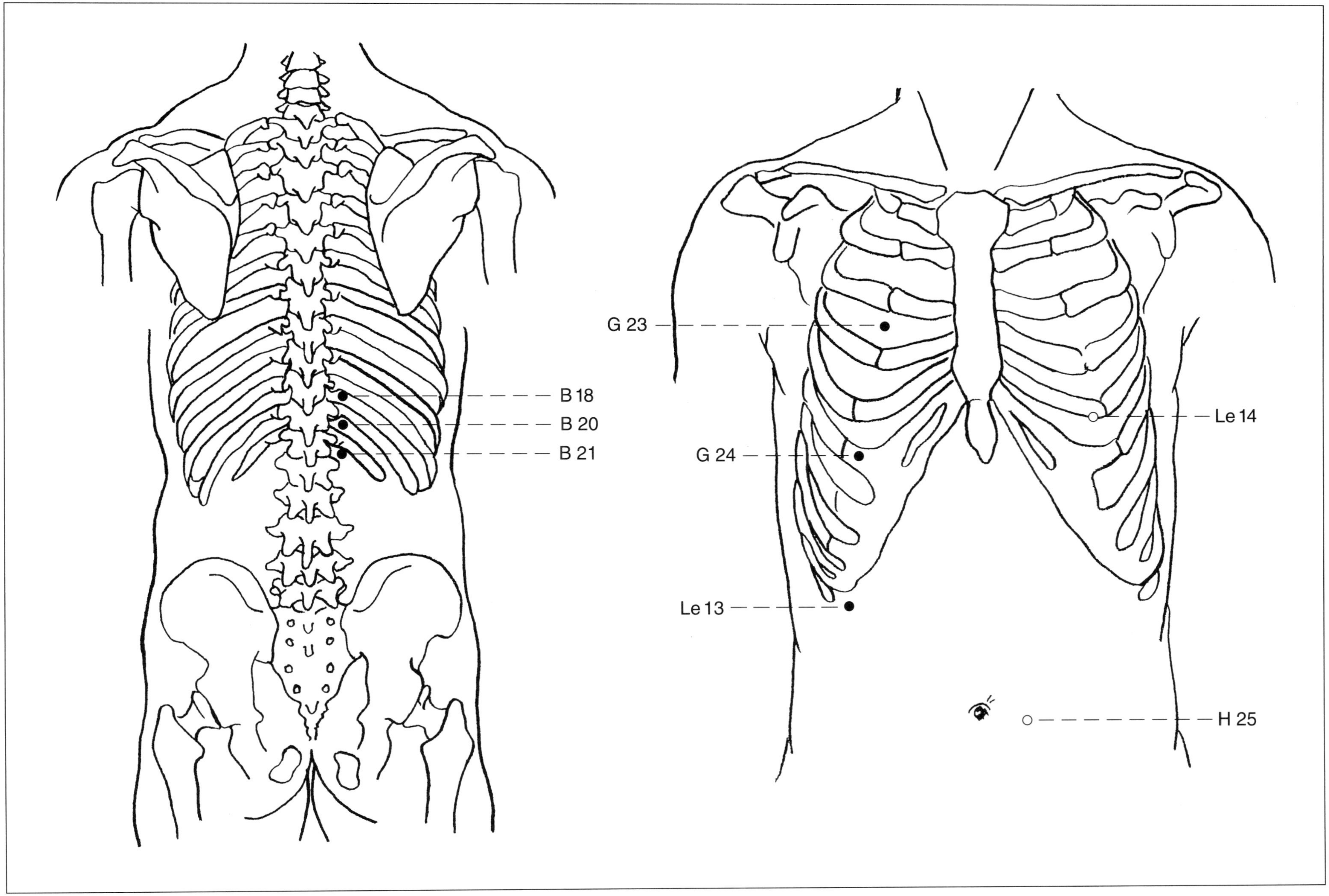
B 18
B 20
B 21
G 23
Le 14
G 24
Le 13
H 25

Niere Blase

→ Immer auf warme Füße achten!
→ Viel trinken (3 Liter)!

AP

KG 3	(Verbindungslinie Symphyse Nabel 1/5 cranial der Symphyse)
MP 6	(4 QF über Knöchel am Rand der Tibia)
B 39	(Kniekehle, 2 QF von der Mittellinie)

Indikation

KG 3	Entzündungen des Urogenitaltraktes, Impotenz, Dysmenorrhoe, Blasenschwäche
MP 6	Erschöpfung, läßt die arterielle Tension ansteigen, Dysmenorrhoe, Impotenz, Harnverhaltung
B 39	Blasenschmerzen mit Ausstrahlung in den Rücken
N 3	Zystitis, Nephritis, Enuresis, Dysmenorrhoe, Impotenz

bei Fieber

N 3 (1/2 QF unter + hinter dem lat. Knöchel)

NT

● Quaddeln – LWS

RP

●	o	Berberis-HA Trf. / Injektion (Nephritis)
●	o	Ullus Blasen-Nieren Tee
●	p	Cantharis comp. Injektion (Reizzustände im Urogenitaltrakt)
●	p	Solidago comp. Injektion (Akute + chron. Enzündungen)
●	p	Echinacea comp. Injektion
●	p	Mucosa comp. Injektion
●	o	Basebolan (Entsäuerung)
●	o	Bromelain Pos (3 x 1 täglich)
●	o	Phosetamin
●	o/p	Sabal-HA Trf. / Inj. (Prostata I, Reizblase)
●	p	Metro-Adnex Injeel (Adnexitis, Dysmenorrhoe, klimakt. Neurose)
●	p	Hormeel S Inj. (Horm. Regulation)
●	p	Ovarium comp. (Anregung der Abwehr bei Beschwerden d. Unterleibes, Klimakterium)
●	p	Testis comp. (Impotenz, Erschöpfung)

o = oral, p = parenteral

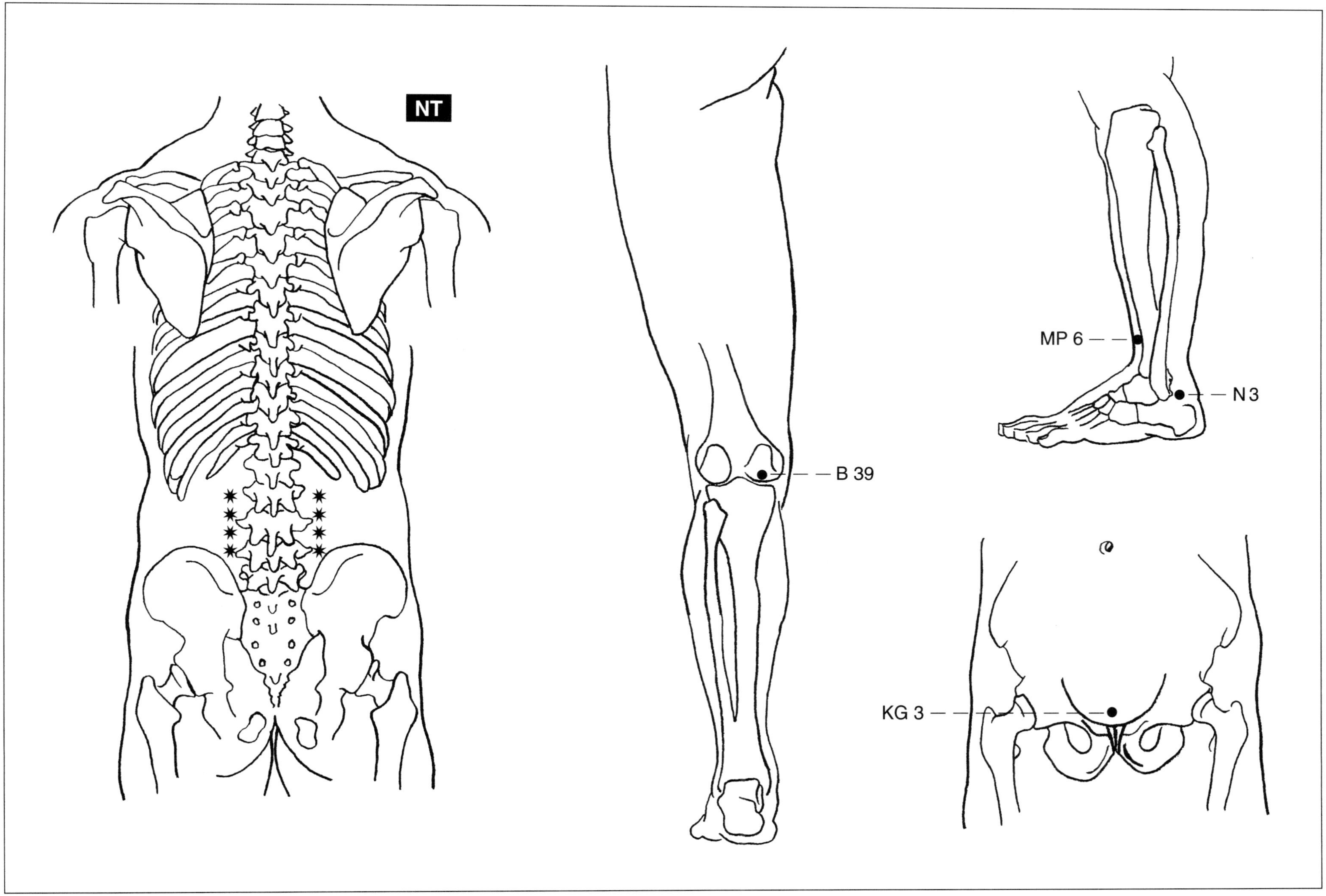
NT
MP 6
N 3
B 39
KG 3

Prostata Adnexen

AP

M 30 (2 Cun neben den Meridianen auf dem Schambein)
B 22 (zwischen Proc. lat des 1. und 2. Lendenwirbels)
KG 4 (von unten und mitt. 1/3 der Verbindungslinie des Nabels mit der Symphyse)
B 31 Klimakter.-Punkt (1. Sacralloch)

NT

- Quaddeln über dem Schambein
- Prostata: Injektion in die Prostata

RP

- o Basebolan (Entsäuerung)
- o Selenbolan (Antioxidans)
- o Tocobolan (Antioxidans)
- o Vitamin C (Antioxidans)
- o Bromelain Pos (Enzyme)

Injektion

siehe Seite 40

o = oral

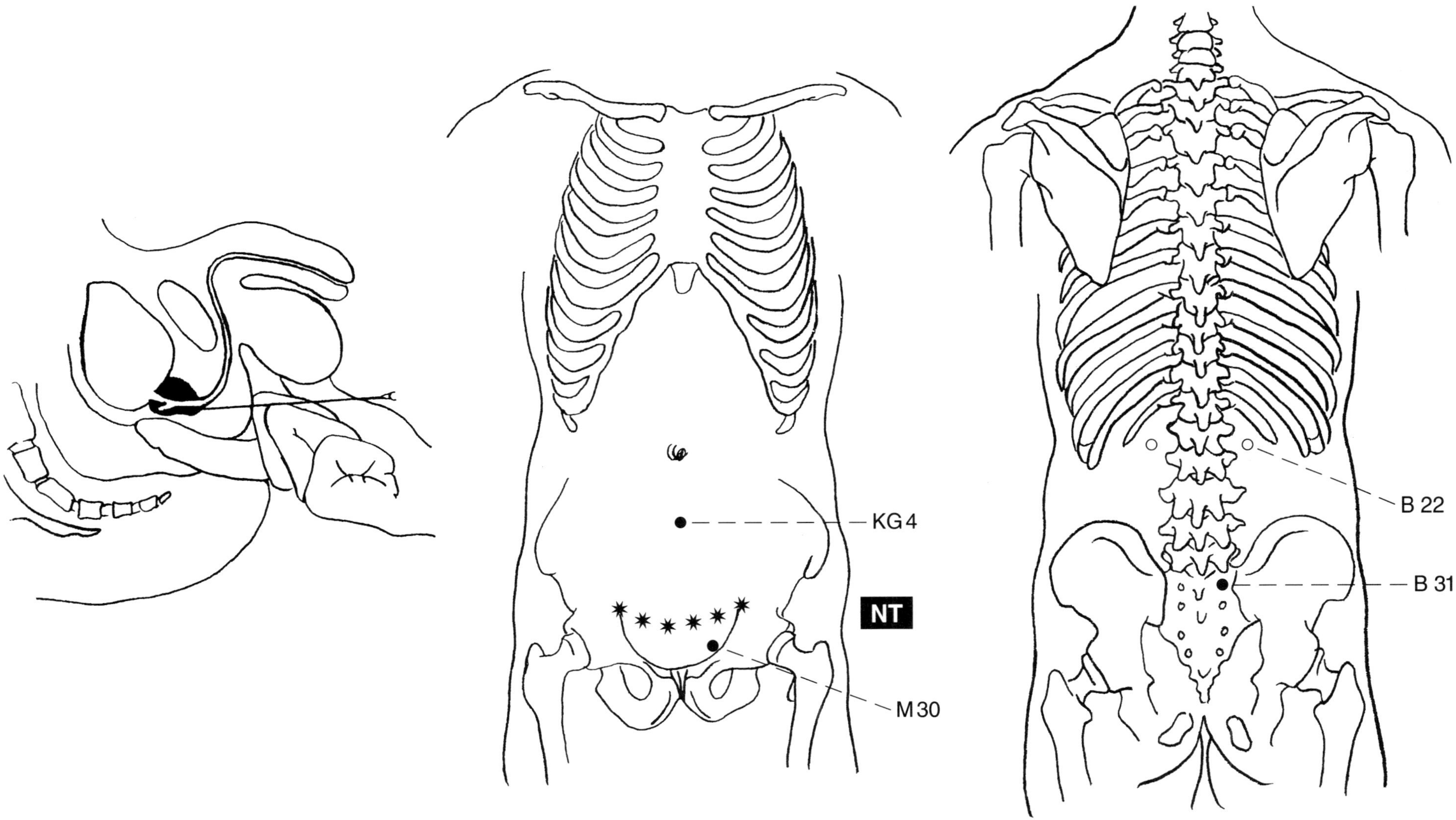
KG 4
NT
M 30
B 22
B 31

Psyche

Vegetatives Erschöpfungssyndrom

AP

He 3 (Ellbogenfalte innen)
Le 3 (zwischen 1. und 2. Zehen 2 QF Interdigitalraum)
Di 4 (dorsal zwischen Metacarp.1 und 2)
➜ Diese drei Punkte werden auch das „Göttliche Dreieck" genannt)
B 43 (3 ICR, 1 Handbreite neben der Mittellinie)
M 36 (4 QF unter Fibulaköpfchen)
N 11 ($^1/_2$ Cun lateral der Meridianen, am Schambeinrand)
➜ Stärkt die Sexualität!

Indikation

He 3 Neurasthenie, Angina pectoris, Epicondylitis
Le 3 Kopfschmerz, Schwindel, Augenerkrankungen
Di 4 Neurasthenie, Abgeschlagenheit, Bronchitis, Pleuritis
M 36 Erbrechen, Magenschmerz, Enteritis, allgemeiner Revitalisierungspunkt
N 11 Impotenz, Dysmenorrhoe

RP

- o China-HA Trf. (Sedativum)
- o Gingseng comp. Trf. Revitalisierung
- o Nervoheel Tabl. (psych. Labilität)
- o Royalbolan (Erschöpfung)
- o Selenbolan (Antioxydans)
- o Oxybolan (Erschöpfung)
- o Vitamin C (Antioxydans)
- o Superbolan (Energeticum)
- p Testis comp. Injektion + Vit B12 (maskulin)
- o Ovarium comp. Injektion + Vit B12 (feminin)
- p Cerebrum comp. Injektion (Hirnstoffwechsel)
- p Hepar comp. Injektion (Leberentgift.)
- p Placenta comp. Injektion (Durchblutung)
- p Coenzym comp. Injektion (Energeticum) } Mischinjektion i. m.
- p Ubichinon comp. Injektion (Energeticum) }
- o Phosetamin Tabl. (Kal., Mag., Calc.)
- o/p Ignatia-HA Trf. / Injektion (Depression)
- p Neuro-Injeel (vegetative Dystonie)

o = oral, p = parenteral

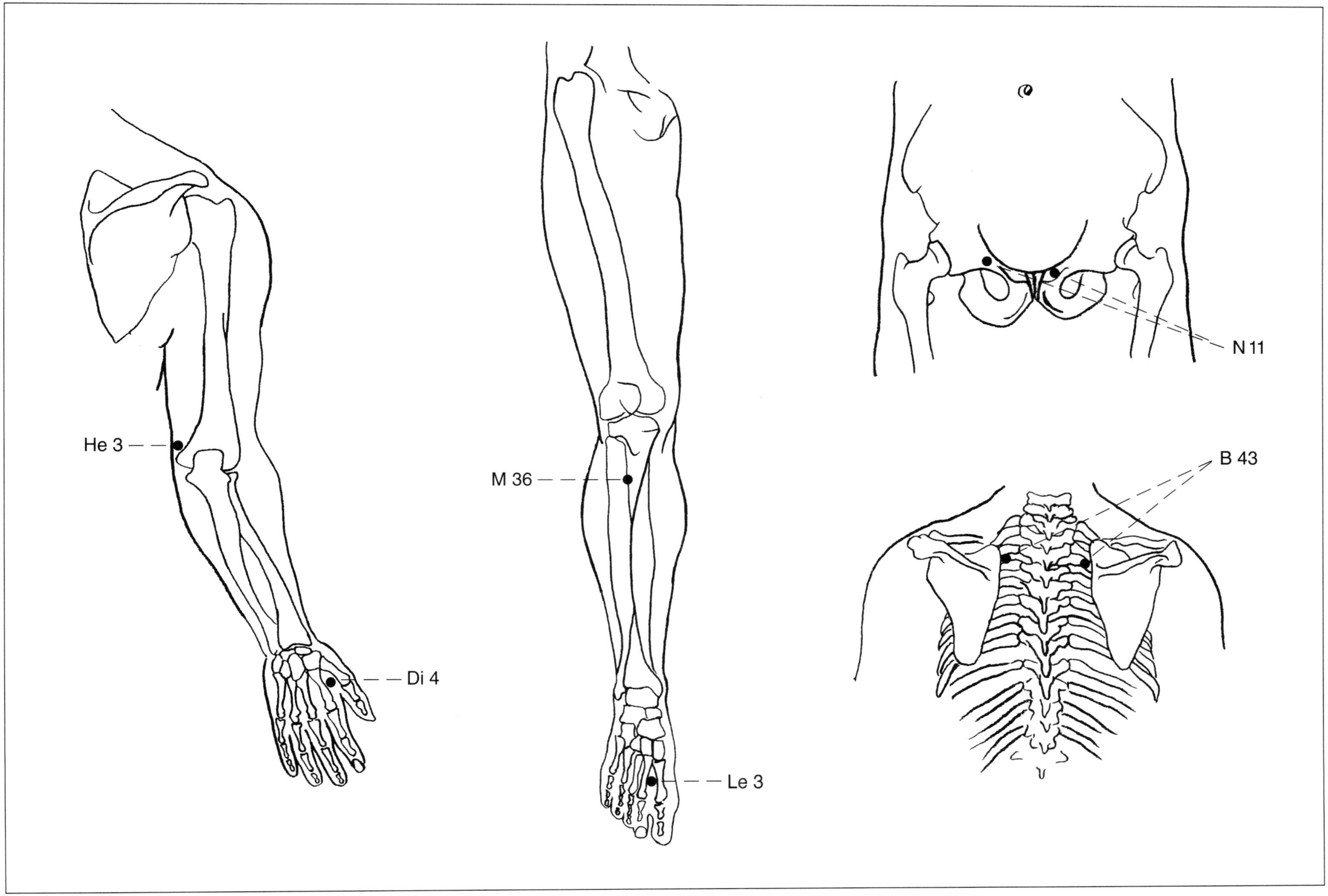
He 3
Di 4
M 36
Le 3
N 11
B 43

Wirbelsäule und Gelenke

Allgemein

AP

B 40	(Mitte der Kniekehle)
MP 5	(2 QF unter und vor dem inneren Knöchel über dem Os naviculare)
Le 8	(hintere innere Seite der Kniegelenksfalte in Höhe des Kniegelenksspaltes)
G 34	(Grübchen vor und unter dem Fibularköpfchen)
G 32	(Hälfte der Verbindung zwischen G 30 und G 34, etwa da wo im Stehen der Mittelfinger am Oberschenkel aufliegt)
M 36	(4 QF unter dem Fibularköpfchen)

besonders Kniegelenk

AP

M 33	(4 QF über dem Kniegelenk neben dem M. vastus intermedius)
G 34	(Grübchen vor und unter dem Fibularköpfchen)
G 41	(im Winkel von Metatarsale 4 und 5)
Le 5	(medialer Tibiarand, 5 QF ü. dem Malleolus int.)

Indikation

B 40	Schleimhaut- und Hauterkrankung, Ekzeme, Furunkel, Ischias, Gonarthrose
MP 5	Probleme im Bereich der Sprunggelenke, Gastritis, Enteritis
Le 8	Gastroenteritis, Infektion des Urogenitalsystems, Impotenz
G 34	Lumbago, Fußschmerzen, Hemiphlegie, Gallenblasenerkrankungen
G 32	Ischias, Hemiphlegie
M 36	Erbrechen, Magenschmerz, Enteritis, allgemeiner Revitalisierungspunkt
M 33	Schmerzen im Bereich des Kniegelenks
G 41	Knieschmerzen, Schwerhörigkeit, Tinnitus
Le 5	Gonarthritis, Blasenlähmung, Impotenz

NT

- Quaddeln von HWS - LWS
- Quaddeln in die Schmerzpunkte

besonders Hüftgelenk

AP

B 64 (am äußeren Fußrand am proximalen Gelenkköpfchen des Metatarsale 5)
G 32 (s. o.)
G 41 (s. o.)
Le 5 (s. o.)
G 30 (2 QF seitlich von Troch. major)

Indikation

B 64 Hexenschuß, Schmerzen in den Beinen, Kopfschmerz, Schwindel
B 30 Ischias, Paresen in den unteren Extremitäten, Coxarthritis

NT

- Quaddeln auf Troch. major und kreisförmig um Troch.

besonders Ischias

AP

B 31 (1. Sakralloch im distalen medialen Quadranten)
B 40 (s. o.)
B 58 (Außenseite der Wade, Hälfte der Linie zwischen Kniegelenks-spalt und äußerem Knöchel am Hinterrand der Fibula)
B 60 (obere Kante des Fersenbeins, Mitte zwischen äußerem Knöchel und Achillessehne)
G 39 (etwa 3 QF oberhalb der Oberkante des äußeren Knöchels am Rand der Fibula)
G 38 (etwa 4 QF oberhalb der Oberkante des äußeren Knöchels am Rand der Fibula)

Indikation

B 40 Ischias, Rückenschmerzen, Paresen der unteren Extremitäten, Coxarthritis
B 58 Ischias, Hexenschuß, Nephritis, Zystitis
B 60 Ischias, Hexenschuß, Sprunggelenksprobleme, Paresen der unteren Extremitäten
G 39 Ischias, Probleme im Sprunggelenk
G 38 Ischias, Hexenschuß

Schulter

AP

Di 15 (2 QF von der Schulterhöhe)
PAM 108 (distales Ende zwischen Metacarp II+III)
B 34 (4. Sakralloch)

Indikation

Di 15 Schulter-Arm-Syndrom, Bronchitis, Asthma
PAM 108 Schulterschmerz
B 34 Schulter-Arm-Syndrom, Ischias, Hexenschuß, Dysmenorrhoe

Ellbogen

AP

Di 11 (am lateralen Ende der Ellbogenfalte bei Beuge bis 90°)
Di 12 (1 QF über dem äußeren Teil von Di 11, neben dem Oberarmknochen)
G 34 (Grübchen vor und unter dem Fibulaköpfchen)
H 3 (bei gebeugtem Arm am medialen Ende der Ellbogenfalte)

Indikation

Di 11 Epicondylitis, Schulter-Arm-Syndrom, Fieber, Neurodermitis
Di 12 Epicondylitis, Parästhesien im Bereich des Ellbogens
G 34 Paresen, Schmerzen, Spasmen, Stärkung der Muskulatur und der Durchblutung
H 3 Taubheit im Bereich der Hände und Arme, Epicondylitis, Angina pectoris

bei arthritischen Schmerzen

AP

H 4 (4 QF über dem inneren Rand des Erbsenbeins)
Dü 4 (Handrücken Ulnarseite, zw. dem 5. Mittelhandknochen und Os hamatum)
3E 3 (halbe Faust bilden! Der Punkt liegt auf dem Handrücken zwischen 4. und 5. Os metacarpale, etwa 1 cm hinter 3E2)
3E 2 (2 QF über der Hautfalte auf dem Rücken des Handgelenks zwischen Ulna und Radius)

Indikation

H4	Schmerzen in den Gelenken, Epicondylitis, Angina pectoris
Dü 4	Schmerzen im Bereich der Ellbogen, der Handgelenke und der Fingergelenke, Kopfschmerzen, Schwindel, Cholecystitis
3 E 3	Paresen und Schmerzen der Arme und Hände, Kopfschmerz, Tinnitus
3 E 2	Schmerzen in Armen und Händen, Kopfschmerz, Conjunktivitis, Schwerhörigkeit

RP

- o/p/L Traumeel S Tr. / Injektion / Salbe (Hauptmittel)
- o/p/L Zeel comp. Tabl. / Injektion / Salbe (Hauptmittel)
- o/p Colocynthis-HA Trf. / Injektion (Ischias)
- o/p Ferrum-HA Trf. / Injektion (Schulter)
- o/p Gelsemium-HA Trf. / Injektion (Neuralgie)
- p Discus comp. Injektion (Wirbelsäule)
- p Kalmia comp. Injektion (Bindegewebe Periost)
- p Placenta comp. Injektion (Durchblutung)
- p Circulo-Injeel Injektion (Durchblutung)
- p Neuralgo-Rheum-Injeel Injektion (Weichteilrheuma)
- p Coenzym comp. Injektion (Revitalisierung) } Mischspritze i. m.
- p Ubichinon comp. Injektion (Revitalisierung) }
- o Osteobolan
- o Oxybolan
- o Vitamin C
- o Tocobolan
- o Superbolan Trinkampullen
- p Thymusextrakt (Abwehr Firma Sanolux)
- p Osteo-Revital Ampullen (Knorpel-, Gelenkregeneration)
- o Bromelain Pos (Enzyme) (3 x 1 täglich)
- o Phosetamin Tabl. (Kal., Mag., Calc.)

Alle Injektionen können mit einem Lokalanaesthetikum gemischt werden.

o = oral, p = parenteral, L = lokal

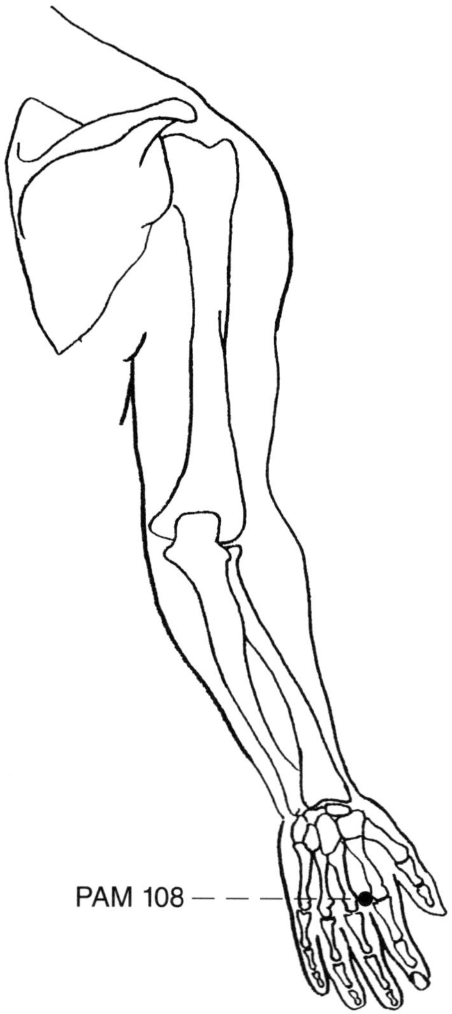
PAM 108

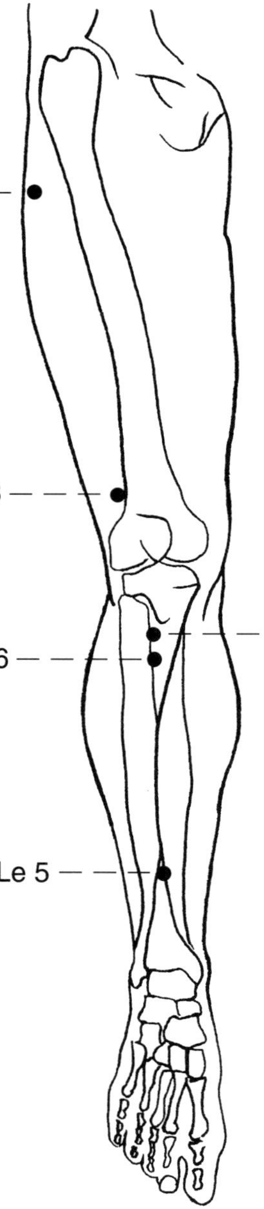
G 32
M 33
G 34
M 36
Le 5

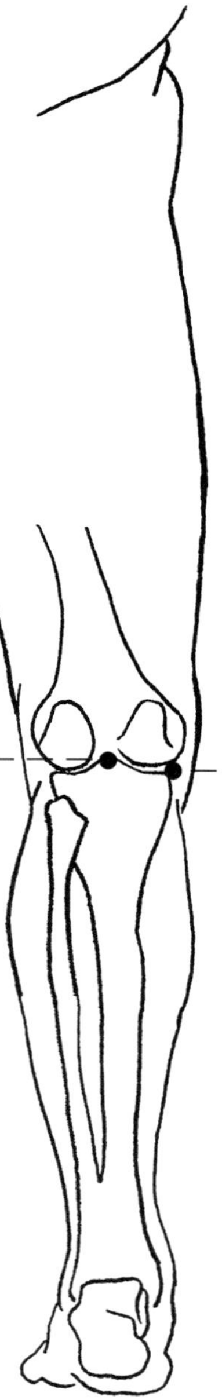
BL 40
(Ba 54)
Le 8

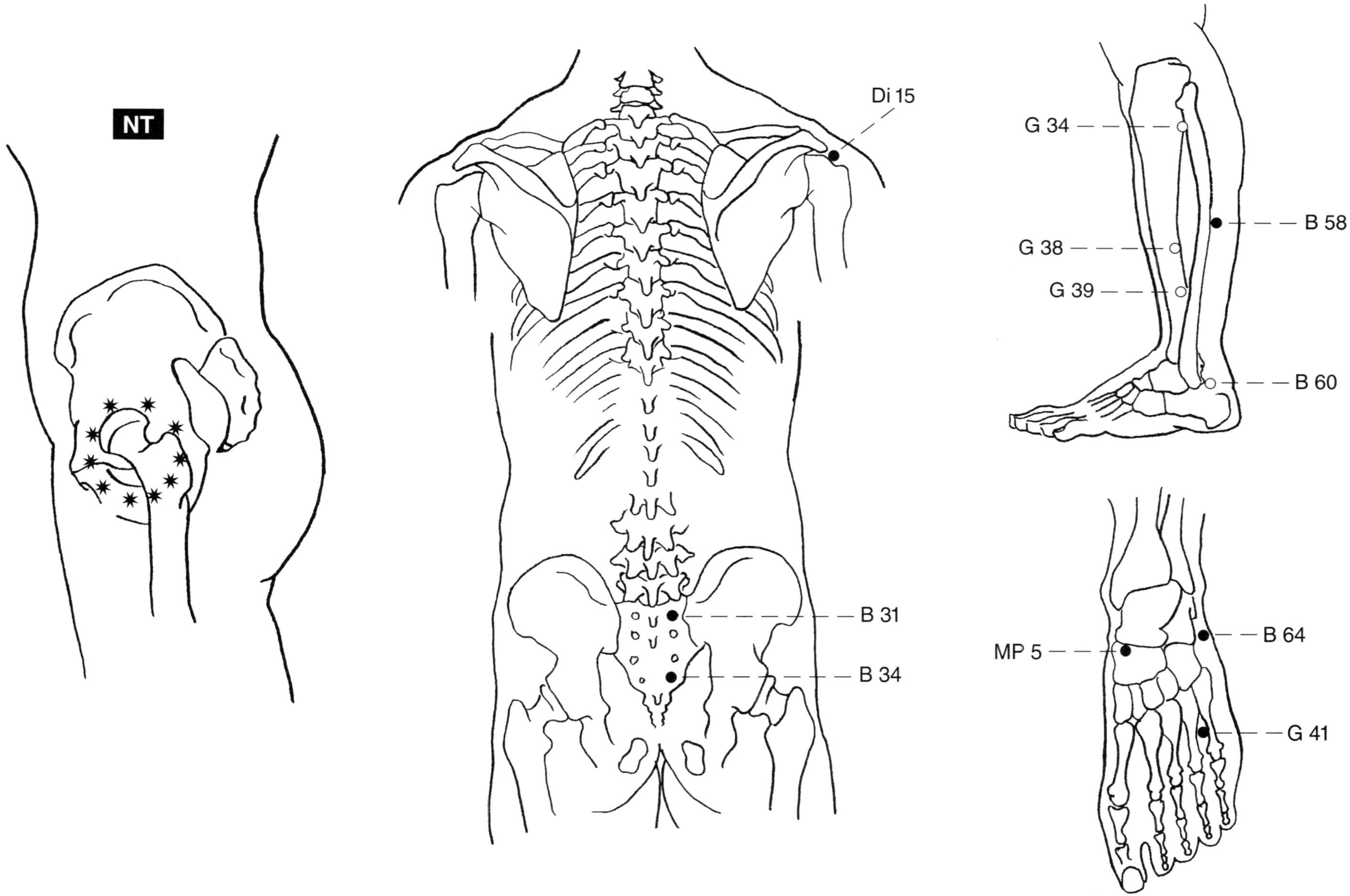
NT
Di 15
B 31
B 34
G 34
B 58
G 38
G 39
B 60
B 64
MP 5
G 41

Ellbogenpunkte

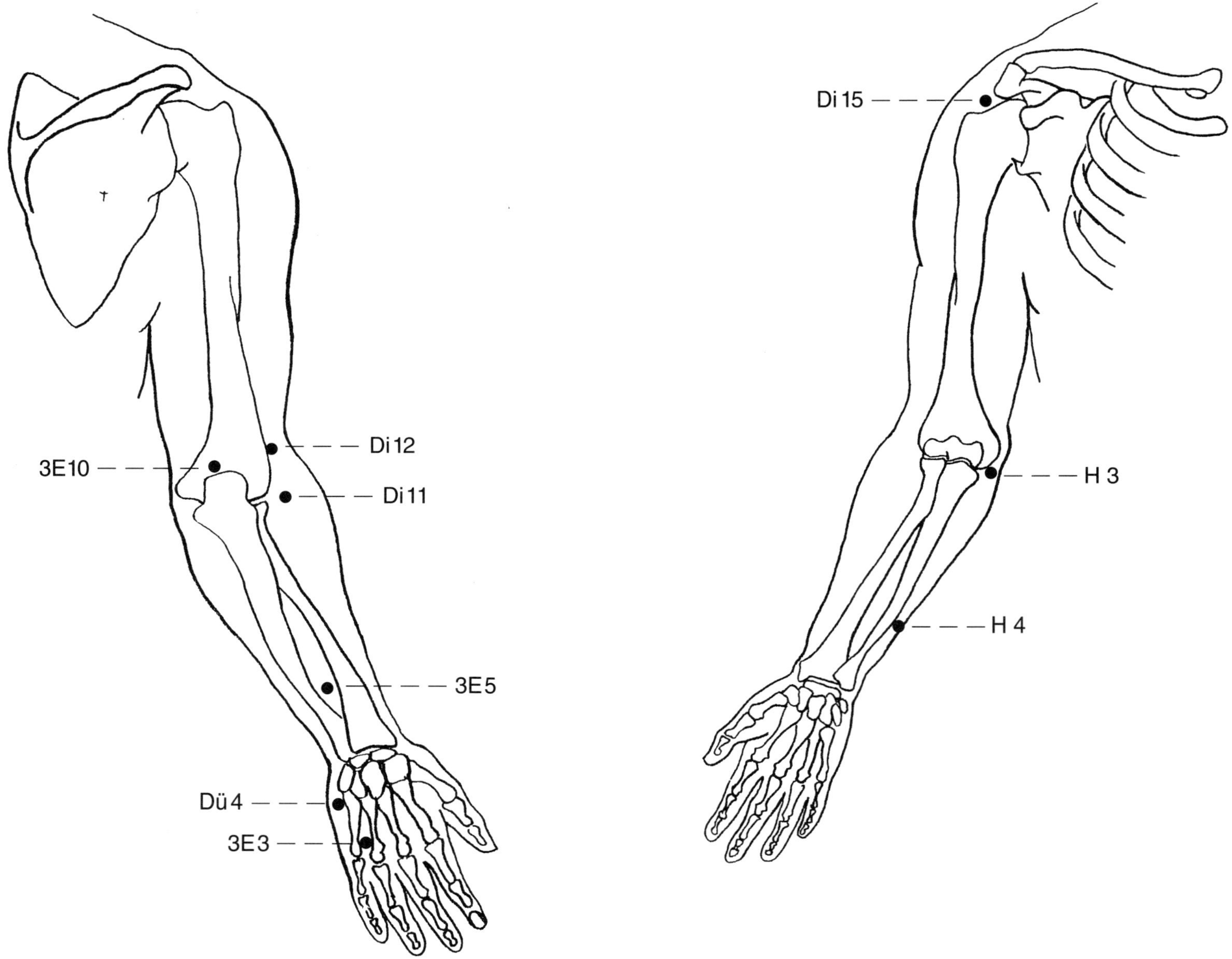

Säure-Basen-Haushalt

Das Leben besteht aus Polarität. Der Tag- und Nachtrhythmus ist allen offenbar, Naturheiler kennen aber auch das Spannungselement Yin und Yang, gewachsen auf dem traditionellen Boden chinesischer Ganzheitsmedizin. Die Schulmedizin kennt die Polaritäten Sympathicus und Parasympathicus, anabol und katabol und das Stoffwechselfließgleichgewicht zwischen sauer und alkalisch. Gesundheit kann nur im Gleichgewicht dieser Polarität bestehen.

Jede Abweichung in ein Zuviel oder Zuwenig dieser Polaritäten bedeutet Krankheit. Auch der gesunde Organismus ist auf saure Komponenten angewiesen, einseitige Betrachtungsweisen nach dem Motto: Alles Saure ist ungesund, trägt nicht der Tatsache Rechnung, daß Gleichgewichte bestehen müssen.

Für uns als Behandler stellt sich die Frage, warum ein Organismus überhaupt übersäuern kann? Dazu muß man sich den Speiseplan des durchschnittlichen Bürgers betrachten. Es sind nämlich die zugeführten Lebensmittel, die darüber entscheiden, ob eine Übersäuerung auftritt. Das läßt sich einmal laborchemisch nachweisen über eine Urin pH-Messung, zum anderen über die anamnestische Befragung des Patienten.

Wenn der Speiseplan in der Hauptsache aus folgenden Komponenten besteht: Fleisch, Wurstwaren, Mehlprodukte, Getreide (Vollkorn) und Zucker ist die zwangsläufige Folge eine Übersäuerung.

Zu den Lebensmitteln die basische Elemente enthalten zählen in der Hauptsache Gemüse (basischer Hauptlieferant ist die Kartoffel) und Früchte.

Eine Übersäuerung führt zu einer Störung im bindegewebigen Grundsystem. Information und Stoffwechsel zwischen den Zellen findet im Fließgleichgewicht zwischen Sol und Gel statt. In diesem lebendigen System führt eine Übersäuerung zu einer Erstarrung, mit Anhäufung von toxischen Stoffwechselprodukten, Ionenverschiebung und daraus resultierenden Mikrozirkulationsstörungen. In dieser sulzigen Mülldeponie entwickeln sich dann chronische Erkrankungen. Da auch das Immunsystem sein Wirkungsoptimum (Abräumung von toxischen Substanzen, Viren, Bakterien, Pilzen) nur entfalten kann, wenn die bindegewebige Grundsubstanz im Fließgleichgewicht steht, wird die Entwicklung autoagressiver Erkrankungen, Allergien und Immundefiziten verständlich.

Das therapeutische Vorgehen bei den meisten chronischen Erkrankungen wird darauf abzielen, möglichst viel saure Valenzen zu vermeiden und auszuschneiden.

1. Ernährungsumstellung: 50 % der Nahrung sollte aus Gemüse bestehen davon ein wesentlicher Teil ungekocht, Zuckerverbot! (Stuhl auf Candida untersuchen)

2. Körperliche Aktivität (saure Stoffwechselprodukte wie $C0_2$ werden abgeatmet)

3. Basenzufuhr : Basebolan 2 x 3 Tabletten.

4. Milieuumstellung, Bindegewebsentschlackung:
   Galium-Heel 2 x 40 Tpf.
   Lymphomysot 2 x 40 Trf.
   Biobolan (Darmbakterien 2 x 2 Tabl.)
   Alliobolan (Bärlauch 2 x 2 Kaps.)

5. Mindestens 2 – 3 l Flüssigkeit pro Tag trinken
   (Mineralwasser ohne Kohlensäure, Kräutertee)

Colon-Hydro-Therapie

Was ist Colon-Hydro-Therapie?

Von altersher ist der Darm auch eines der wichtigsten Organe im Naturheilverfahren. Die Colon-Hydro-Therapie ist eine aus den USA bekannte und dort seit Jahren mit Erfolg durchgeführte Möglichkeit der Darmreinigung und -sanierung.

Wer braucht die Colon-Hydro-Therapie?

Ungefähr ein Drittel der Bevölkerung hat Schwierigkeiten mit dem Darm. Dies stellt eine Belastung für Gesundheit und Krankenkassen dar. Der Darm, in dem sich ungefähr 70% der Lymphozyten befinden, ist eines der wichtigsten Organe im ganzen Immunsystem. Die Bedeutung des Darms ergibt sich schon alleine aus der Betrachtung der Oberfläche. Während die Haut 2 qm Oberfläche besitzt, die Lunge ca. 80 qm, so stellt der Darm, mit einer Oberfläche von 400–500 qm, das größte Kontaktorgan zur Außenwelt dar.

Die Betrachtung des Stuhls, so unangenehm es vielleicht manchem ist, bietet die Möglichkeit einer einfachen aber korrekten Diagnosestellung.

Jede menschliche Darmausscheidung, die von der wurstförmigen Kotsäule abweicht, sei es als Durchfall, Schafkot etc. muß als ernsthafte Verdauungsstörung betrachtet werden.

Untersuchungen zeigen, daß ca. 70 % der Bevölkerung eine gestörte Darmflora aufweisen. Das läßt sich auch unschwer daran erkennen, wenn man die Regale eines Supermarktes etwas genauer betrachtet. Es ist keineswegs die Frischkostabteilung, die den größten Raum einnimmt sondern fabrikdesignte Nahrungsmittel füllen die Regale.

Da auch Fastentage bei uns nicht die Regel, sondern eher die Ausnahme sind, besteht für den Darm kaum ein Möglichkeit sich sämtlicher Schlakken zu entledigen. Es sei nur daran erinnert, daß bei Patienten auch noch nach einwöchigem Fasten, Stuhl abgeht. Dieser meist schwarze Stuhl verklebt regelrecht die Darmschleimhaut und behindert entsprechend den Stoffwechsel.

Wie schwer sich oft Toilettenschüsseln von alten Stuhlresten reinigen lassen obwohl die Porzelanschüssel meist sehr glatt ist, wie ungemein schwerer muß es da für die Darmschleimhaut sein, sich mit ihren vielen Zotten und Verkantungsmöglichkeiten zu reinigen.

So läßt sich die Bedeutung des Satzes: „Der Tod sitzt im Darm", erst so richtig abschätzen.

Es gibt kaum eine Erkrankung, bei welcher der therapeutische Ansatz nicht im Darm beginnen sollte.

Vitalitätsverlust, Müdigkeit, Depressionen, Konzentrationsmangel, Aggressivität, und Angstzustände können Folge einer gestörten Darmflora sein. Ebenso Krankheiten, wie Morbus Crohn, Colitis ulcerosa, Infektionen, Entzündungen, Rheuma, Polyarthritis, Psoriasis, Akne, Neurodermitis, Migräne, hoher Blutdruck, Allergien und viele andere Beschwerden können einem nichtfunktionierenden Darm zugeordnet werden und müssen entsprechend über den Darm behandelt werden.

Wie wirkt die Colon-Hydro-Therapie?

Mit der Colon-Hydro-Therapie läßt sich auf wirksame Weise angesammelter, stagnierter Stuhl und Fäulnisstoffe aus den Wänden des Darmes ohne Geruchsbelästigung entfernen. Dieser Säuberungsprozeß bewirkt, daß die oben genannten Krankheiten günstig beeinflußt werden können.

Wie wird die Behandlung durchgeführt?

Der Patient liegt bequem in Rückenlage auf einer Behandlungsliege. Durch ein Kunststoffröhrchen fließt Wasser mit unterschiedlichen Temperaturen in den Darm ein. Über ein geschlossenes System wird das Wasser und der gelöste Darminhalt durch einen Abflußschlauch geleitet. Mit einer Bauchdeckenmassage kann der Therapeut vorhandene Problemzonen ertasten und das einfließende Wasser genau in diesen Bereich lenken. Die Colon-Hydro-Therapie ermöglicht dadurch eine so intensive und gründliche Reinigung und Sanierung des Dickdarmes, wie diese bisher nicht möglich war.

Die auflösende Wirkung des Wassers und die gleichzeitige warm-kühl-Reizung des Darmes bewirkt, daß dieser wieder zu arbeiten beginnt, und selbsttätig den angesammelten und stagnierten Darminhalt weiterbefördert. Durch zusätzliche Zuführung von Sauerstoff zum Wasser erhalten die gesunden und erforderlichen Darmbakterien ihre Nahrung. Richtig durchgeführt erzeugt die Colon-Hydro-Therapie keine Schmerzen oder Krämpfe und wird von den Patienten meist als angenehm und wohltuend empfunden. Das geschlossene System verhindert, daß sowohl für den Patienten als auch für den Therapeuten unangenehme Erscheinungen, in Form von Gerüchen etc., entstehen.

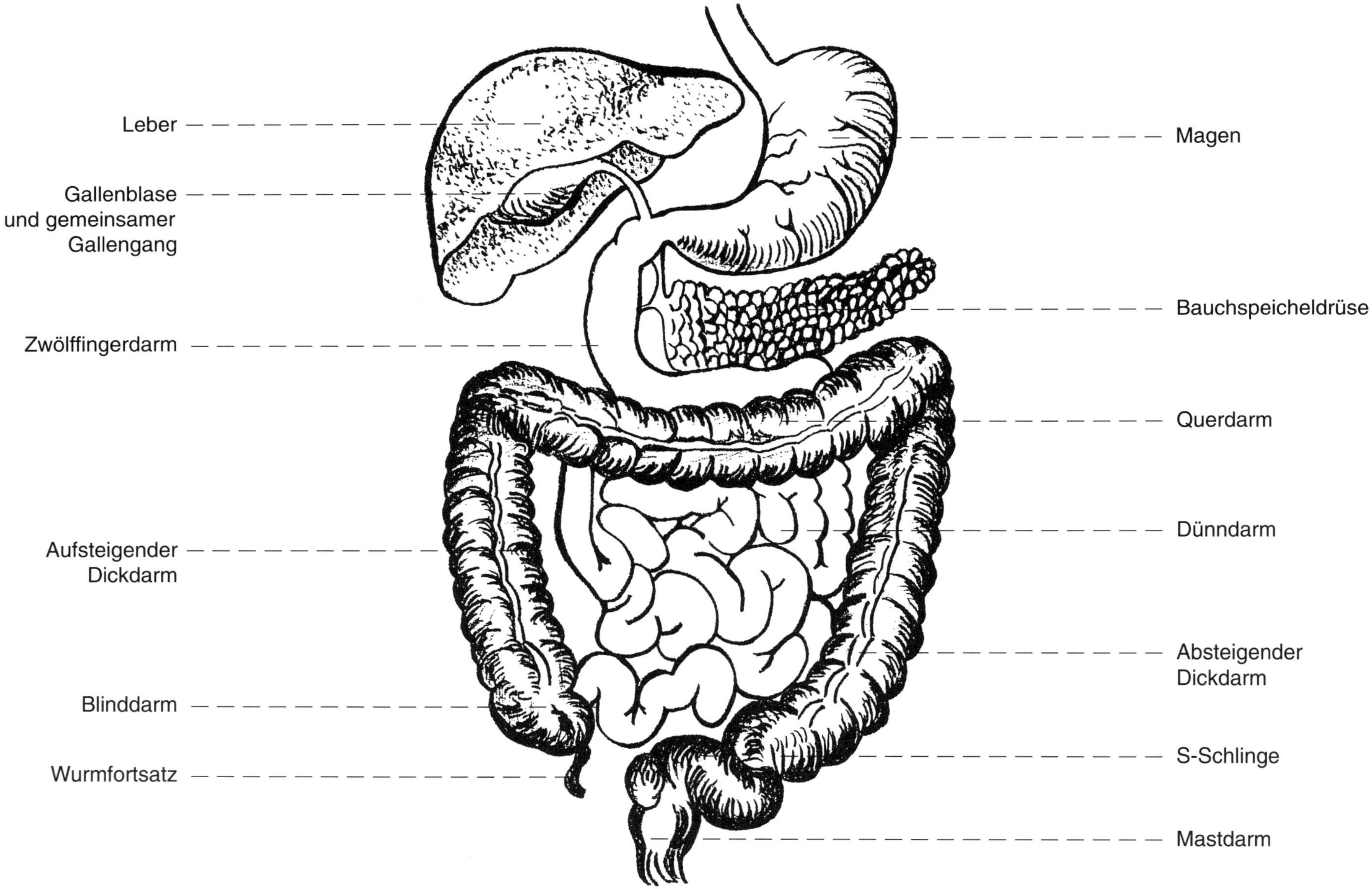
Leber
Gallenblase
und gemeinsamer
Gallengang
Zwölffingerdarm
Aufsteigender
Dickdarm
Blinddarm
Wurmfortsatz
Magen
Bauchspeicheldrüse
Querdarm
Dünndarm
Absteigender
Dickdarm
S-Schlinge
Mastdarm